# 临床诊疗指南

## 心 血 管 分 册

中华医学会 编著

人 民 卫 生 出 版 社

图书在版编目(CIP)数据

临床诊疗指南·心血管分册/中华医学会编著.
—北京:人民卫生出版社,2009.1
ISBN 978-7-117-10585-9

Ⅰ.临… Ⅱ.中… Ⅲ.①临床医学-指南②心脏
血管疾病-诊疗-指南 Ⅳ.R4-62 R54-62

中国版本图书馆 CIP 数据核字(2008)第 137020 号

| | |
|---|---|
| 门户网:www.pmph.com | 出版物查询、网上书店 |
| 卫人网:www.ipmph.com | 护士、医师、药师、中医<br>师、卫生资格考试培训 |

策划编辑　杜　贤　姚　冰
　　　　　周春桃　刘　盛
　　　　　兰　南　刘艳梅
责任编辑　邬　洁　刘艳梅
封面设计　郭　淼
版式设计　李秋斋
责任校对　宋培茹

# 临 床 诊 疗 指 南
## 心 血 管 分 册

编　　著:中华医学会
出版发行:人民卫生出版社(中继线 010-59780011)
地　　址:北京市朝阳区潘家园南里 19 号
邮　　编:100021
E - mail: pmph @ pmph.com
购书热线:010-59787592　010-59787584　010-65264830
印　　刷:北京盛通数码印刷有限公司
经　　销:新华书店
开　　本:787×1092　1/16　　印张:9
字　　数:161 千字
版　　次:2009 年 1 月第 1 版　　2024 年 2 月第 1 版第 15 次印刷
标准书号:ISBN 978-7-117-10585-9/R·10586
定　　价:24.00 元

打击盗版举报电话:010-59787491　E-mail:WQ @ pmph.com
(凡属印装质量问题请与本社市场营销中心联系退换)

# 内 容 提 要

　　《临床诊疗指南·心血管分册》由全国知名专家及具有丰富临床实践经验的医务人员编写，内容涵盖了高血压、冠心病、心力衰竭、心律失常、心脏瓣膜病、心肌和心包疾病、外周血管和肺血管疾病等十三个章节，每个章节均由概述、临床表现、诊断要点、治疗方案和原则四部分组成，风格统一，文笔流畅。每个章节都参照了国内和国际上最新发表的指南和进展，内容详实，形式简单，使读者一目了然，适合在临床工作中随时查阅。

# 序

在卫生部的领导和财政部的支持下,中华医学会、中华口腔医学会和中华护理学会组织了50多个专科分会的医学专家和学者编写出版了这套《临床技术操作规范》与《临床诊疗指南》。这是我国医疗卫生工作中的一件具有里程碑意义的大事。我为此感到由衷的高兴,并表示热烈祝贺。

当前医学科学技术迅猛发展,新理论、新技术、新设备不断涌现,医学模式的转变,人口的老龄化,疾病谱的变化为临床医学提供了新的发展机遇,也带来新的挑战,对临床医务人员提出了新的更高的要求。《临床技术操作规范》与《临床诊疗指南》总结了我国医学专家多年的临床实践经验,凝聚了我国老、中、青三代医务人员的智慧,同时吸纳了循证医学证实了的医学科技进展。《临床技术操作规范》与《临床诊疗指南》的出版适应了当代发展的需求,将进一步指导和规范医务人员的诊断、治疗、护理等业务工作行为,有章可循。广大医务工作者要认真学习、执行《临床技术操作规范》和《临床诊疗指南》,为人民群众提供高质量的医疗服务。这必将对提高医疗质量,保障医疗安全发挥重大的作用。《临床技术操作规范》与《临床诊疗指南》的出版发行也为卫生行政部门加强医疗服务的监管提供了科学的依据。

编写《临床技术操作规范》与《临床诊疗指南》是一项艰巨浩大的工程。参加编写的专家来自全国各地,有已为我国医疗卫生事业做出重要贡献的老一辈专家,也有在医、教、研领域担当重任的中年学者,还有冉冉升起的医学新星。在编写过程中,专家们尽心尽责,严肃认真,保证了《临床技术操作规范》与《临床诊疗指南》的科学性和可操作性。我代表卫生部并以我个人的名义对中华医学会、中华口腔医学会、中华护理学会和各位编写专家表示衷心的感谢。

现代医学科技发展日新月异,循证医学成果推陈出新。《临床技术操作规范》与《临床诊疗指南》第一版难免存在不足。中华医学会、中华口腔医学会和中华护理学会要结合新成果和广大医务工作者对第一版提出的不足之处,对《临床技术操作规范》与《临床诊疗指南》定期修订,使其日臻完善。

卫生部部长

2008 年 12 月 2 日

# 序

　　在国家卫生部的重视和领导下,中华医学会组织编写的《临床诊疗指南》出版了。这是继《临床技术操作规范》出版后,我国医疗卫生管理界的又一项开创性的出版工程。这部旨在指导全国广大医务工作者临床诊疗行为的巨著的成功出版,是全国军地医疗卫生界数千名专家教授精诚合作的成果。我谨代表全军广大卫生人员,向为本书编写和出版工作付出辛勤劳动的军地医学专家、中华医学会和人民卫生出版社,致以崇高的敬意和衷心的感谢!

　　出版与《临床技术操作规范》相配套的《临床诊疗指南》,是加强医院科学化管理、保证正常医疗秩序、提高医疗工作质量的前提。随着当代医药科技的迅猛发展,信息技术、生物技术和其他高新技术在各领域的广泛应用,临床诊疗新理论、新技术、新方法不断涌现,医学学科之间、医学学科与人文社会学科之间也广泛相互渗透、影响,形成了一大批引人注目的医学新学科。同时,人口的老龄化、疾病谱的变化、全民卫生保健意识的不断增强,特别是随着国家医改的逐步深入,对广大医务工作者的临床诊疗技术和执业能力提出了更高的要求。学习新理论,掌握新技术,不断提高诊治水平,是军地广大医务人员所面临的共同任务,更是提高我国医疗事业整体水平的紧迫需要。

　　中华医学会组织编写的这部《临床诊疗指南》,全面、系统地介绍了医学科学的最新进展,既有科学可靠的临床诊断标准,又有优化先进的临床治疗方案,充分体现了科学性、先进性、权威性的有机统一,这部巨著的出版,对于加强军队医院科学化管理,保证正常医疗秩序,提高医疗工作质量,确保医疗安全,都具有重要的指导意义。我希望,军队各级医疗机构以及全体医疗工作者,在严格执行《临床技术操作规范》的同时,重视抓好《临床诊疗指南》的学习和使用。以一流的业务技术,一流的医疗质量,一流的服务水平,为广大患者提供更优质的服务,为繁荣我国军地卫生事业,不断做出更大的贡献。

总后勤部卫生部部长　张雁灵

2008 年 12 月

# 前　言

　　《临床诊疗指南》是由国家财政部支持、卫生部领导、中华医学会组织编写的指导全国临床医务人员诊断治疗行为的第一部医学学术巨著。

　　现代临床医疗工作随着信息技术、生物技术和其他高新技术的发展和应用，临床新技术不断涌现，各相关学科的专业分化和交叉更加明显，对疾病的预防、诊断、治疗和转归、康复的认识更加深入，推动着临床医疗事业日新月异的向前发展。尤其是近年发展起来的循证医学采用信息技术，经过大样本的分析研究，在取得充分可靠证据的基础上，提出科学可靠的诊疗方案，实现优化的临床诊断治疗。人类疾病纷繁复杂，病人的病情千变万化，探求疾病预防、诊断、治疗、转归、康复的规律，是对广大医务人员的挑战，更是面临着新的发展机遇。

　　随着我国社会主义市场经济和社会事业的协调发展，人民生活水平的不断提高，对医疗服务的质量和水平提出了愈来愈高的要求。医务人员必须具备全面的医学理论知识、熟练的医疗技术操作能力、丰富的临床实践经验和良好的医德；要不断更新知识和技术，提高临床诊断治疗水平才能胜任临床医疗工作；要在医疗过程中对每一个病人进行连续、严密的观察，及时准确地做出分析、判断和处理，提供规范化服务。

　　为了满足广大医务人员学习提高业务水平的需要，对医务人员临床诊断、治疗工作进行具体的指导，使诊疗行为有章可循、有据可依，以有利于提高医务人员的综合素质，提高医疗服务的质量，有利于加强医疗工作的管理，有利于提高人民群众的健康水平，制定符合我国国情的临床诊断治疗指南，成为我国医疗事业发展过程中的一件大事。正是基于这样的考虑，在国家财政部的支持下，卫生部委托中华医学会组织专家编写了《临床诊疗指南》。

　　自 2001 年开始，《临床诊疗指南》在卫生部的领导下，中华医学会牵头组织了中华口腔医学会和临床专业密切相关的 56 个专科分会，由数千名专家教授历经 4 年编写而成。《临床诊疗指南》内容丰富翔实，具有科学性、权威性、先进性、指导性的鲜明特点，供全国各级医疗机构及其医疗专业人员在临床医疗工作中参照使用。大家在实践中如发现有什么问题或意见和建议，希望能及时反馈给中华医学会，以便再版时进行修订。

　　《临床诊疗指南》按学科以分册的形式将陆续出版发行。

中华医学会

2004 年 9 月

# 临床诊疗指南

## 领导小组名单

**组　长** 陈竺

**副组长** 黄洁夫　王国强　马晓伟　陈啸宏　刘　谦　尹　力
　　　　　张雁灵　陈新年　钟南山

**成　员**（以姓氏笔画为序）
　　　　巴德年　王正国　王　羽　王忠诚　王海燕　王澍寰
　　　　史轶蘩　白书忠　买买提明·牙生　刘彤华　刘　俊
　　　　刘雁飞　庄　辉　朱晓东　汤钊猷　祁国明　吴孟超
　　　　吴明江　吴咸中　张震康　李兰娟　李秀华　沈倍奋
　　　　邱贵兴　陆道培　陈可冀　陈洪铎　陈香美　金连弘
　　　　胡亚美　郝希山　郭应禄　顾玉东　高润霖　韩济生
　　　　韩晓明　戴建平　魏于全

## 领导小组办公室

**主　任** 张宗久　韩晓明（兼）

**副主任** 赵明钢　姜永茂

# 临床诊疗指南

## 编辑委员会名单

# 临床诊疗指南·心血管分册

# 编写说明

　　《临床诊疗指南·心血管分册》是由国家财政部支持、卫生部领导、中华医学会心血管病学分会组织编写的。作者均为全国知名专家和具有丰富临床实践经验的医务人员，内容涵盖了高血压、冠心病、心力衰竭、心律失常、心脏瓣膜病、心肌和心包疾病、外周血管和肺血管疾病等十三个章节，每个章节均由概述、临床表现、诊断要点、治疗方案和原则四部分组成，风格统一，文笔流畅。每个章节都参照了国内和国际上最新发表的指南和进展，内容详实，形式简单，使读者一目了然，适合在临床工作中随时查阅。在编写过程中，各章节都参考了国内外大量的资料，结合作者的临床实践经验，经过反复推敲、论证和修改完成的。在广州和沈阳分别召开的编委会上，对有关内容进行了集体讨论，最终定稿。《临床诊疗指南》的出版，使广大医务人员在临床诊断、治疗工作中有章可循、有据可依，这对于提高医疗工作质量，促进规范化治疗的进程，都有重要的意义。

中华医学会心血管学分会主任委员

高润霖

# 临床诊疗指南·心血管分册

## 编著者名单（按章节排序）

| | | |
|---|---|---|
| 黄　峻 | 南京医科大学第一附属医院 | 教授 |
| 周胜华 | 中南大学湘雅二医院 | 教授 |
| 黄从新 | 武汉大学人民医院 | 教授 |
| 杨延宗 | 大连医科大学附属第一医院 | 教授 |
| 方　全 | 北京协和医院 | 教授 |
| 杨杰孚 | 北京医院 | 教授 |
| 李小鹰 | 中国人民解放军总医院 | 教授 |
| 秦永文 | 第二军医大学附属长海医院 | 教授 |
| 林曙光 | 广东省心血管病研究所 | 教授 |
| 沈卫峰 | 上海交通大学附属瑞金医院 | 教授 |
| 张　运 | 山东大学齐鲁医院 | |
| 葛均波 | 复旦大学附属中山医院 | 教授 |
| 曾定尹 | 中国医科大学附属第一医院 | |
| 马长生 | 首都医科大学附属北京安贞医院 | 教授 |
| 霍　勇 | 北京大学第一医院 | 教授 |
| 傅向华 | 河北医科大学第二医院 | 教授 |
| 方唯一 | 上海交通大学附属胸科医院 | 教授 |
| 马爱群 | 西安交通大学第一医院 | 教授 |
| 杨跃进 | 中国医学科学院阜外心血管病医院 | |
| 于　波 | 哈尔滨医科大学附属第二医院 | 教授 |
| 廖玉华 | 华中科技大学同济医学院附属协和医院 | 教授 |
| 王建安 | 浙江大学医学院附属第二医院 | 教授 |
| 李为民 | 哈尔滨医科大学附属第一医院 | 教授 |
| 盖鲁粤 | 中国人民解放军总医院 | 教授 |
| 柯元南 | 中日友好医院 | 教授 |
| 韩雅玲 | 沈阳军区总医院 | 教授 |
| 王乐民 | 同济大学附属同济医院 | 教授 |

# 目　　录

# 第一章  心力衰竭

## 第一节  慢性心力衰竭

【概述】

心力衰竭（简称心衰）是各种心脏疾病进展至严重阶段而引起的一种复杂的临床综合征。其主要特征为左心室和（或）右心室功能障碍及神经体液调节的改变，常伴呼吸困难、体液潴留、运动耐受性降低和生存时间明显缩短。

我国所作的随机抽样调查表明，心衰的患病率为0.9％，全国约有心衰患者400万人，其中女性（1.0％）高于男性（0.7％），可能与我国风湿性心脏瓣膜病较多见且好发于女性有关。心衰的患病率随年龄增高而增高，城市高于农村，北方地区高于南方地区。对部分医院因心衰住院患者的回顾性调查发现，近20年心衰的病因已发生明显变化，其中冠心病从36.8％增至45.6％；高血压从8.0％增至12.9％；风湿性心脏瓣膜病则由34.4％降至18.6％。

心衰是一种严重的疾病，5年存活率与恶性肿瘤相仿。严重心衰［纽约心脏学会（NYHA）心功能分级Ⅳ级］患者年平均病死率为40％～50％；伴进行性临床症状的男性心衰患者，5年死亡率达62％。死亡原因依次为泵衰竭（59％）、心律失常（13％）和猝死（13％）。

【临床表现】

1. 常见症状　①呼吸困难：肺淤血所致，依病情不同可出现劳力性呼吸困难，夜间阵发性呼吸困难，甚至端坐呼吸；②疲劳和虚弱；③咳嗽，多为干咳；④夜尿和少尿，前者见于心衰早期，后者由心排出量显著减少所致，提示预后不良；⑤胃肠道症状，系由于腹内脏器淤血和水肿，可出现上腹不适、饱胀感、畏食、恶心、呕吐和便秘等。此外，还可有迟钝、记忆力减退、思维紊乱，甚至产生精神症状，尤多见于老年患者。

2. 常见体征　①心血管检查有心脏增大、第三心音（S3）或第四心音（S4）。奔马律、交替脉；②可出现静脉压升高表现，如颈静脉明显充盈、肝颈静脉逆流征阳性；③肝肿大；④体液潴留超过正常体重（干重）5％以上可出现外周水肿，先见于足踝部和胫前部，卧床者的腰骶部，严重者有腹水和全身水肿。

3. **辅助检查** 心电图、X线胸片、二维超声心动图和多普勒超声、核素心室造影和心肌灌注显像、冠状动脉造影以及心肌活检等；实验室检查如检测血电解质、肾功能、肝功能等，有助于明确心衰的病因，作出诊断和鉴别诊断。血浆B型钠尿肽（brain natriuretic peptide，BNP）和N-末端B型钠尿肽前体（N-terminal pro brain natriuretic peptide，NT-proBNP）已证实有助于心衰的诊断和预后评估。

4. **心功能不全程度的评估** 采用NYHA分级法，分为Ⅰ～Ⅳ级。简单易行，但属主观评估，与反映左心室收缩功能的左心室射血分数（LVEF）并不完全一致。

【诊断要点】

1. **慢性收缩性心衰** ①左心室增大、左心室收缩期末容量增加、LVEF≤40％；②有基础心脏病的病史、症状和体征；③呼吸困难；④全身体液潴留的表现如下肢水肿、肝大等。

2. **慢性舒张性心衰** ①有典型心衰的症状和体征；②LVEF正常（＞45％），左心腔大小正常；③有左心室舒张功能异常的证据；④无心脏瓣膜异常，并排除心包疾病、肥厚型心肌病、浸润型心肌病、限制型心肌病等。后面3项须应用超声心动图作出评估。

3. **慢性心衰的阶段划分** 根据心衰的发生和演变，从心衰的高危人群进展为器质性心脏病，出现心力衰竭症状和体征，直至成为难治性心衰的全程，可区分为A、B、C、D四个阶段（表1-1）。

表1-1 **慢性心衰阶段的划分**

| 阶 段 | 特 征 |
| --- | --- |
| 阶段A<br>（前心衰阶段） | 高危、易患人群，无器质性心脏病，无心衰症状和（或）体征 |
| 阶段B<br>（前临床心衰阶段） | 有器质性心脏病，但无心衰的症状和体征，相当于NYHA Ⅰ级 |
| 阶段C<br>（临床心衰阶段） | 有器质性心脏病，过去或现在有心衰症状和体征，相当于NYHAⅡ、Ⅲ和部分Ⅳ级 |
| 阶段D<br>（难治性终末期心衰阶段） | 进行性发展的器质性心脏病，积极治疗后仍有心衰症状和体征，且需特殊干预，相当于部分NYHAⅣ级 |

【治疗方案和原则】

1. 一般治疗　①消除心衰的诱因，如感染、心律失常尤其快速型心房颤动、电解质紊乱、肺梗死，以及用药不当；②积极治疗和控制基础心血管病变；③调整生活方式，如限制钠盐摄入在 2～3g/d（轻度）或 <2g/d（中重度心衰），限制液体摄入、低脂饮食、戒烟。失代偿期须卧床休息；④加强心理疏导和减少各种精神刺激。

2. 药物治疗　已确定有效的药物如下。

（1）血管紧张素转换酶抑制剂（ACEI）：常用制剂及其起始剂量/目标剂量如下：卡托普利 6.25mg，每日 3 次/50mg，每日 3 次；依那普利 2.5mg，每日 2 次/10～20mg，每日 2 次；雷米普利 1.5～2.5mg，每日 1 次/10mg，每日 1 次；赖诺普利 2.5～5mg，每日 1 次/20～40mg，每日 1 次；培哚普利 2mg，每日 1 次/4～8mg，每日 1 次；贝那普利 2.5～5mg，每日 1 次/5～10mg，每日 1 次；福辛普利 5～10mg，每日 1 次/40mg，每日 1 次，西拉普利 0.5mg，每日 1 次/1～2.5mg，每日 1 次。均从小剂量开始，每隔 1～2 周剂量加倍，直至目标剂量或最大耐受剂量。

（2）β受体阻滞剂（β-B）：从小剂量开始，美托洛尔缓释剂（琥珀酸美托洛尔）12.5mg/d，酒石酸美托洛尔平片 6.25mg，每日 3 次，比索洛尔 1.25mg/d，卡维地洛 3.125mg，每日 2 次，采用滴定法，每 2～4 周剂量加倍，直至目标剂量或最大耐受剂量。

（3）利尿剂：首选襻利尿剂，从小剂量开始，如呋塞米 10～20mg/d，逐步加量，其剂量一般不受限制，必要时可静脉给药。亦可用依他尼酸（利尿酸）、布美他尼（丁尿胺）或托拉塞米。噻嗪类利尿剂仅适用于轻度体液潴留或伴高血压患者，方法为氢氯噻嗪 12.5～25mg/d，酌情可增至 100mg/d。还可应用氯噻酮、阿米洛利或氨苯蝶啶。

（4）血管紧张素Ⅱ受体拮抗剂（ARB）：适用于不能耐受 ACEI 且 LVEF 低下者。从小剂量开始，各种制剂的起始剂量/推荐剂量如下：坎地沙坦 4～8mg，每日 1 次/32mg，每日 1 次；缬沙坦 20～40mg，每日 2 次/160mg，每日 2 次；氯沙坦 25～50mg，每日 1 次/50～100mg，每日 1 次；厄贝沙坦 150mg，每日 1 次/300mg，每日 1 次；替米沙坦 40mg，每日 1 次/80mg，每日 1 次。

（5）地高辛：采用维持量疗法，即起始便用固定剂量 0.125～0.25mg/d，心衰伴快速型心房颤动的患者，可适当增加剂量，以控制心室率。

（6）醛固酮受体拮抗剂：适用于中重度心衰、NYHA Ⅳ级患者。螺内酯起始剂量 5～10mg/d，一般应用剂量 20mg/d，增加剂量需注意监测血钾。

3. 非药物治疗  心脏再同步化治疗（CRT）、心脏自动除颤复律器（ICD），以及兼有两者功能的再同步除颤复律器（CRT-D）可酌情考虑使用。无其他可选择治疗方法的重度晚期心衰患者，为心脏移植的候选者。

4. 心衰各个阶段的处理  阶段 A：应积极控制各种危险因素，治疗高血压、冠心病、糖尿病等。有多重危险因素者可应用 ACEI 或 ARB。阶段 B：除阶段 A 的措施外，对于心肌梗死后或 LVEF 低下者可用 ACEI 或 β-B。阶段 C：适用阶段 A 和 B 的措施，常规应用利尿剂、ACEI、β-B，还可酌情应用螺内酯等。阶段 D：除上述措施，须应用特殊干预方法。

# 第二节  急性心力衰竭

【概述】

急性心衰可分为急性左心衰和急性右心衰。后者较少见，往往由急性右心室梗死或大面积肺梗死所致。急性左心衰则较为常见，系由于各种心脏疾病引起的急性左心室心肌收缩力显著降低，或表现为心室负荷加重或左心房排血受阻，导致左心室排血不足，肺循环压力急剧升高，发生肺淤血的临床表现。本节主要讨论急性左心衰。

【临床表现】

主要为肺水肿，有突发的呼吸困难，伴或不伴哮鸣音，呈端坐呼吸、焦虑不安。早期呈间质性肺水肿表现：呼吸频速、咳嗽而无泡沫样痰，呼吸音粗，有哮鸣音和肺底细湿啰音。中晚期呈肺泡性肺水肿表现：极度气急、焦虑烦躁、有濒死感；吸气性肋间隙和锁骨上窝凹陷，呼吸音粗糙响亮；剧咳伴粉红色泡沫样痰，两肺满布哮鸣音和中粗湿啰音。严重患者可出现低血压、心源性休克，伴大汗、皮肤湿冷、苍白、发绀，甚至有意识障碍。

【诊断】

根据典型的症状和体征，有的患者还有基础心脏病的病史和表现，诊断一般不困难。须与重度发作的支气管哮喘相鉴别，此症患者多有反复发作史，肺部主要为哮鸣音，干啰音，很少表现为湿啰音，也无大量泡沫样血痰。还需与成人急性呼吸窘迫综合征（ARDS）相鉴别，此种患者的呼吸困难和体位关系不大，血痰呈稀血水样而非泡沫样，且无颈静脉怒张、奔马律等。急性左心衰伴心源性休克时需与其他原因所致的休克相鉴别。心源性休克常伴发肺淤血和肺水肿，其他原因的休克则不可能存在此种伴发现象。

【治疗方案和原则】

1. 一般治疗  ①应置于监护病房，密切观察病情和生命体征；②体位：

取坐位，双腿下垂；③高流量吸氧；④四肢轮换扎止血带。

2. 一般药物治疗 ①吗啡 3～5mg，静脉注射 3 分钟，必要时 15 分钟后可重复，共 2～3 次；或 5～10mg 皮下或肌内注射；②呋塞米 20～40mg，静脉注射，必要时可重复；③氨茶碱 0.25g 葡萄糖水稀释后静脉缓慢推注（10 分钟），必要时 4～6 小时后可重复；④糖皮质激素，地塞米松 5～10mg，静脉注射。

3. 血管活性药物应用 ①硝酸酯类：硝酸甘油静脉滴注，起始剂量 5～10$\mu$g/min，可递增至 100～200$\mu$g/min；或硝酸异山梨酯 1～10mg/h 静脉滴注；②硝普钠，起始剂量宜小，25$\mu$g/min，根据血压调整至合适的维持量；③儿茶酚胺类正性肌力药：多巴胺 5～15$\mu$g/(kg·min)，多巴酚丁胺 3～10$\mu$g/(kg·min)，均静脉滴注；④磷酸二酯酶抑制剂：米力农先给予负荷量 50$\mu$g/kg，继以 0.375～0.75$\mu$g/(kg·min) 静脉滴注；⑤BNP：重组 B 型钠尿肽（rhBNP）先给予负荷量 1.5～2$\mu$g/kg 静脉推注，继以静脉滴注维持 0.0075～0.01$\mu$g/(kg·min)。

4. 伴低血压倾向患者静脉用药的选择 根据收缩压和肺淤血情况来选择用药：①收缩压＞100mmHg，有肺淤血：可应用呋塞米加血管扩张剂（硝酸甘油、硝普钠）；②收缩压 85～100mmHg，有肺淤血：应用血管扩张剂和（或）正性肌力药（多巴酚丁胺、磷酸二酯酶抑制剂）；③收缩压＜85mmHg，无肺淤血，也无颈静脉怒张：快速补充血容量；④收缩压＜85mmHg，有肺淤血：在血流动力学监测下补充血容量（肺嵌压应≤18mmHg），应用多巴胺或去甲肾上腺素等。

# 第二章 心律失常

## 第一节 窦性心律失常

### 窦性心动过速

【概述】

正常窦性心律冲动起源于窦房结，随年龄、性别和体力活动等不同窦性心律频率有所不同。成人 60～100 次/分，6 岁以下的小孩可大于 100 次/分，初生婴儿则可达 100～150 次/分。窦性心律频率超过正常的上限，即称为窦性心动过速。窦性心动过速十分常见，通常都是自律性的增加，正常人在情绪激动、焦虑、饮酒、体力活动、运动、吸烟、喝茶或咖啡时可发生，病理状态如发热、甲状腺功能亢进、心力衰竭、贫血和休克以及应用肾上腺素、异丙肾上腺素和阿托品等药物也可引起窦性心动过速。另有部分为窦房结折返性心动过速和不适当窦性心动过速。前者较少见，患者窦房结内存在与房室结双径路相似的纵向分离，窦房结及其结周组织构成折返回路，可由异位搏动引发心动过速。患者多存在基础心脏病，常见于冠状动脉粥样硬化性心脏病、风湿性心脏病和心肌病，可发生于任何年龄，尤其是伴窦房结病变的老年人。后者为发生于正常人群的非阵发性窦性心动过速，无明显的生理、病理诱因，静息时窦性心律增快，特征为持续心律增快且对最低耐量呈心率过度反应，其可能机制为窦房结自律性增加或窦房结自主神经调节异常，交感神经张力过度增高而迷走神经张力减弱。

【临床表现】

1. 临床特点　患者常主诉心悸，心率在 100～180 次/分，有时也可达到 200 次/分。自律性增加者为心率逐渐增快。窦房结折返性心动过速临床症状轻微或缺失，易情绪激动。体力负荷增加等为诱因，可有自主神经失调的表现。发作呈突发突止特点，多由异位搏动引发，而不是生理因素导致。心悸时可伴有恐惧及多尿。开始发作较少，之后逐渐增加。不适当窦性心动过速患者表现为持久的心悸，静息状态下心率达到或超过 100 次/分，症状严重者近似晕厥，发作和终止均有移行过程。

2. 心电图特点 频率在 100～180 次/分，P 波形态、激动顺序与窦性 P 波相同或相似。窦房结折返性心动过速发作之初可有心律不齐，终止时可见 PP 间期逐渐延长（窦房折返环中的文氏现象），终止后间歇等于或略长于窦性周期。刺激迷走神经可使频率减慢，停止后又恢复原来水平。

【诊断要点】

1. 具有上述临床表现及心电图特点。

2. 诊断不适当窦性心动过速需确定症状与静息状态下或极易诱发的窦性心动过速有关，排除房性心动过速以及其他自律性增高的窦性心动过速。Holter 监测白天心率在 100 次/分以上，夜间心率可正常。

【治疗方案及原则】

1. 窦性心动过速一般不必进行抗心律失常治疗。治疗应针对原发病本身，同时去除诱因。

2. 症状明显者可选用腺苷、维拉帕米或地尔硫䓬，持续心动过速可选用 β 受体阻滞剂减慢心率。

3. 对症状较重的窦房结折返性心动过速和不适当窦性心动过速可选择射频消融治疗。

## 窦性心动过缓

【概述】

当窦性心律频率低于 60 次/分时，称为窦性心动过缓。窦性心动过缓常伴有窦性心律不齐。常见于健康成人，尤其是老年人、运动员和睡眠时。心率在 40 次/分以上者，主要由于迷走神经张力增高所致。药物如 β 受体阻滞剂、钙离子通道阻滞剂、洋地黄、胺碘酮以及镇静剂、拟胆碱能药物等也可引起心动过缓，其他原因包括自主神经功能紊乱、颅内疾患、严重缺氧、低温、高血钾和甲状腺机能减退等病理状态。窦房结病变如病态窦房结综合征、下壁心肌梗死亦常发生窦性心动过缓。

【临床表现】

1. 临床特点 窦性心动过缓心率不低于 50 次/分时，患者通常无症状。心率过低可因心搏出量减少而导致血压降低，有头晕、乏力眼花甚至晕厥症状，严重者可诱发心绞痛或心力衰竭。

2. 心电图表现 窦性心律，P 波形态与正常窦性 P 波一致，心率小于 60 次/分，常伴有窦性心律不齐，严重者可有逸搏。

【诊断要点】

1. 伴或不伴心动过缓症状。

2. 心电图或 Holter 平均心率小于 60 次/分。

【治疗方案及原则】

1. 如果患者无症状，可以不必治疗。

2. 因心动过缓出现心排血量不足症状时，可应用阿托品、异丙肾上腺素以及麻黄碱等药物，同时积极治疗原发病，去除引起窦性心动过缓的原因。但长期药物治疗往往效果不确切，易发生副作用。

3. 药物治疗无效或者需应用负性变时作用药物时，应行永久起搏器置入。

## 窦 性 停 搏

【概述】

窦房结在一个或多个心动周期中不能产生冲动，以致未能激动心房或整个心脏时，称为窦性停搏或窦性静止。迷走神经张力增高（如压迫颈动脉窦、刺激咽部、气管插管等）或颈动脉窦过敏时均可发生窦性停搏，急性心肌梗死、脑血管意外、麻醉、缺氧和窦房结自身病变等亦可导致窦性停搏，也有由奎尼丁、乙酰胆碱、钾盐和洋地黄类药物导致者。

【临床表现】

1. 临床特点　长时间窦性停搏无逸搏发生时，患者会出现头晕、黑矇、抽搐或短暂意识障碍，严重者可发生 Adams-Stokes 综合征乃至死亡。

2. 心电图特点　心电图表现为较正常的 PP 间期显著长的间期内无 P 波产生，或 P 波与 QRS 波均无，长的 PP 间期与基本窦性 PP 间期无倍数关系。长间歇后可出现交界性或室性逸搏。

【诊断要点】

1. 窦性停搏的相关症状。

2. 心电图长时间无 P 波产生。

【治疗方案及原则】

参考窦性心动过缓。

## 窦 房 传 导 阻 滞

【概述】

窦房结发出的冲动传导至心房时发生延缓或阻滞，部分或全部不能到达心房，引起心房和心室停搏，称为窦房传导阻滞（窦房阻滞）。迷走神经张力增高和颈动脉窦过敏、急性下壁心肌梗死、心肌病、洋地黄或奎尼丁中毒、高血钾时可发生窦房阻滞。

【临床表现】

1. 临床特点　同窦性停搏。

2. 心电图特点　窦房阻滞按其程度可分为一度、二度和三度。由于体表心电图不能显示窦房结电活动，因而诊断一度窦房阻滞，三度窦房阻滞与窦性停搏鉴别困难，只有二度窦房阻滞可以从心电图上表现出来。二度窦房阻滞分为莫氏Ⅰ型（文氏）阻滞和莫氏Ⅱ型阻滞。文氏阻滞表现为 PP 间期逐渐缩短，直至脱落出现一次长 PP 间期，此长 PP 间期短于基本 PP 间期的两倍，应与窦性心律不齐鉴别。莫氏Ⅱ型阻滞表现为 P 波之间出现长间歇，是基本 PP 间期的倍数，由此可区别于窦性停搏。窦房阻滞后可出现交界性或室性逸搏心律。

【诊断要点】

1. 临床症状。

2. 二度窦房阻滞主要由心电图诊断。

【治疗方案及原则】

参考下文病态窦房结综合征。

## 病态窦房结综合征

【概述】

病态窦房结综合征（SSS），简称病窦综合征，是由于窦房结或其周围组织病变导致功能减退，使窦房结冲动形成或向心房传导障碍，产生多种心律失常和多种症状的临床综合征。包括窦性心动过缓、窦性停搏、窦房阻滞和慢快综合征。病窦综合征常同时合并心房自律性异常和房室传导阻滞。冠心病、胶原病、心包炎淀粉样变性、纤维化和脂肪浸润、退行性病变、心脏手术等均可损害窦房结，使窦房结与心房的连接中断。迷走神经张力增高、蛛网膜下腔出血、药物毒性（洋地黄、奎尼丁、β受体阻滞剂等）以及高血钾均可引起病窦综合征。

【临床表现】

1. 临床特点　本病发病年龄不限、病程不一，患者表现为与心动过缓、心动过速有关的症状。①心动过缓所致症状：以脑、心、肾等脏器供血不足尤其是脑血供不足症状为主。轻者乏力、反复发作的头昏、眼花、失眠、胸痛、心悸、胸闷、记忆力差、反应迟钝或易激动等，易被误诊为神经症，老年人还易被误诊为脑血管意外或衰老综合征。严重者可引起短暂黑矇、近乎晕厥、晕厥、抽搐或 Adams-Stokes 综合征发作。心排出量过低严重影响肾脏等脏器灌注，还可致尿少、消化不良。②心动过速所致症状：部分患者合并短阵室上性快速心律失常发作，即慢快综合征。快速心律失常发作时，心率可突然加速达100次/分以上，持续时间长短不一，患者可有心悸、心绞痛等症状，心动过速突然中止后可有心脏暂停伴或不伴晕厥发作。③原有心脏病症状加重，引起心力衰竭，可因冠状动脉供血不足表现为心悸、胸闷、气促、心绞痛甚至心肌梗死。

2. 心电图特点 心电图可表现为非药物引起的严重而持久的窦性心动过缓、窦性停搏或窦房阻滞、交界性或室性逸搏心律、房室传导阻滞、慢快综合征（缓慢性心律失常与快速心律失常交替出现，后者多为心房扑动或心房颤动以及房性心动过速），快速心律失常自动停止后，窦性心律常于长达2秒以上的间歇后出现。双结病变患者心电图表现为房室交界区逸搏延迟出现（逸搏周期＞1.5秒）、房室交界区逸搏心律过缓（交界区心率＜40次/分）、房室传导阻滞，偶见合并束支传导阻滞。Holter检查可有与症状相关的显著心动过缓。

【诊断要点】

1. 临床症状即心电图典型表现可确定诊断。

2. Holter记录到与晕厥等症状相关的显著心动过缓，可提供有力证据。

3. 固有心率测定低于正常值。

4. 阿托品试验或运动试验不能使心率明显增加，存在窦房结变时功能不良。

5. 食管调搏或心内电生理检查测定窦房结恢复时间或窦房传导时间异常，但敏感性和特异性较差，临床意义不大。

6. 除外生理性如老年、睡眠或运动员心动过缓，排除药物和甲状腺功能减退、黄疸等其他病理状态。

【治疗方案及原则】

1. 患者无明显心动过缓相关症状可不必治疗，需定期随访观察。

2. 有症状的病态窦房结综合征患者应接受起搏治疗，如不伴房室传导异常，可选用心房单腔起搏，否则应选用双腔起搏以维持正常的房室激动顺序。部分单独窦房结病变患者会逐渐进展至双结病变。窦房结变时功能不良患者应置入频率适应性起搏器。

3. 慢快综合征患者，使用抗心律失常药物以及洋地黄等药物会加重心动过缓或房室传导阻滞，可在起搏治疗后应用抗心律失常药物或行射频消融治疗心动过速。

# 第二节 房性心律失常

## 房性期前收缩

【概述】

房性期前收缩激动起源于窦房结以外的心房组织，正常成年人 24 小时 Holter 检查，约 60% 的患者有房性期前收缩发生，各种器质性心脏病患者亦常发生房性期前收缩。

【诊断】

房性期前收缩依靠心电图诊断，心电图表现为与窦性 P 波不同的房性期前收缩的 P 波提前发生。发生很早的房性期前收缩可重叠于前面的 T 波之上，且不能下传心室，易误认为窦性停搏或窦房传导阻滞。房性期前收缩常伴不完全性代偿间期，少数房性期前收缩发生为能扰乱窦房结的节律伴完全性代偿间期。

【治疗】

房性期前收缩通常不需治疗，当有明显症状或诱发室上性心动过速时应予治疗。首先应避免吸烟、饮酒、饮咖啡等诱因，药物治疗首选 β 受体阻滞剂，必要时选择普罗帕酮、莫雷西嗪等。

## 房性心动过速

（一）局灶性房性心动过速

【概述】

局灶性房性心动过速（简称房速）定义为激动规律性地起源自心房很小区域，然后离心地扩布，并于此后心动周期内很长的时间内无心内膜的激动，心房率通常在 100～250 次/分。

【临床表现】

症状表现为心悸、眩晕、胸痛、呼吸困难、疲乏及晕厥。儿童可出现进食困难、呕吐及呼吸急促。局灶性房速多呈短阵性、阵发持续性，少数呈无休止性。呈短阵性发作或持续时间短的房速，患者很少有症状。局灶性房速患者的临床一般为良性过程，但如无休止性发作可以导致心律失常性心肌病。

【诊断】

1. 心电图诊断　局灶性房速时，心电图常表现为长 R P′ 心动过速，如出现房速伴房室传导阻滞，则可以排除阵发性室上速。

2. 心电图 P′形态与房速的起源部位  根据局灶性房速时体表 12 导联心电图的 P′波形态，可以初步判定其起源部位。P′波在 I 和 aVL 导联呈负相，或 V₁ 导联呈正相，提示左房起源。此外，下壁导联 P′波呈负相，提示激动呈由足向头部方向的传导；下壁导联 P′波呈正相，提示激动呈由头部向足方向的传导。起源于高位终末嵴或右上肺静脉房速的 P′波形态可以与窦性心律的 P 波形态相似。然而前者的 P 波在 V₁ 导联多呈正相。

3. 心内电生理诊断  心内电生理检查表现为心房激动是从一个局灶点呈放射状传导，心内膜的激动不占据整个心房激动周长，为局灶性房速的显著特点。常规的心内电生理检查方法可以通过以下特征作出诊断：①在房速时，能标测到较体表心电图 P′波明显提前和比其他心房部位更早的局部最早心房激动点；②心房激动顺序符合从该局部最早心房激动点呈单一的放射状和规律性传导；③在该局部行心房 S1S1 刺激的激动顺序与房速时完全相同；④在局灶点行单点消融可以终止心动过速发作；⑤排除大折返机制的房速。三维标测系统可直观展现房速的激动顺序，可见激动从最早起源点向周围传播。

【治疗】

房速急性发作伴血流动力学不稳定可采取同步直流电复律，血流动力学稳定可采用抗心律失常药物复律，或应用药物控制心室率。导管消融是症状显著反复发作的局灶性房速患者治疗的首选。

（二）折返性房速

大折返性房速少见，其机制是绕固定解剖障碍或功能性障碍区的折返，起搏拖带标测和三维电生理标测有助于明确折返性房速的机制和折返路径。

（三）多源性房速

多源性房速为一种不规律的房速，其特点是 P 波形态多变（三种或三种以上）、频率不一、节律不整，有时不易与房扑鉴别。这种心律失常的最常见原因是肺部疾病，其次是代谢或电解质紊乱和由洋地黄过量所致。抗心律失常药物很少有效，部分病例钙离子通道阻滞剂有效。由于多存在严重的肺部疾病，因此通常禁忌使用 β 受体阻滞剂。而治疗一般针对原发的肺部疾病和（或）纠正电解质紊乱。慢性期治疗可以应用非二氢吡啶类钙离子通道阻滞剂，而电复律、抗心律失常药物或导管消融治疗等均无效。

# 心 房 扑 动

（一）三尖瓣峡部依赖的心房扑动

【概述】

心房扑动（简称房扑）是一种常见的快速性房性心律失常，房扑多合并器质性心脏病，发病率为 88/（10 万人·年），其发病率随年龄增长而显著增加。

【分类】

Ⅰ型房扑又称典型房扑，心房率为 240～350 次/分，可以被心房起搏拖带；Ⅱ型房扑又称不典型房扑，心房率＞350 次/分，常可转化为房颤，不可以被心房起搏拖带。根据心房的激动顺序，Ⅰ型房扑可分为逆钟向房扑和顺钟向房扑。

【临床表现】

房扑患者常有心悸、呼吸困难、乏力或胸痛等症状，房扑 1：1 下传会引起极快心室率，可导致心力衰竭、心肌缺血、晕厥和心动过速性心肌病。此外，房扑时心房机械收缩功能减低，增加了心房血栓形成引起血栓栓塞的风险。

【诊断】

1. 体表心电图　逆钟向房扑下壁导联 F 波向下，而 $V_1$ 导联 F 波向上，$V_6$ 导联 F 波向下。顺钟向房扑下壁导联 F 波向上。

2. 心内电生理检查　多极电极的激动标测显示逆钟向房扑表现为右心房游离壁从头到足的方向激动，而顺钟向房扑表现为由足到头的方向激动。拖带标测有助于明确房扑的折返路径，通常以小于房扑周长 10～30 毫秒的周长起搏，如果心电图 F 波的形态没有变化，起搏后间期（postpacing interval，PPI）与房扑的周长相差≤20 毫秒，刺激间期与激动间期相等即可诊断为折返性心动过速。CARTO 和 EnSite 是临床常用的三维电解剖标测系统，两者皆可以进行激动顺序标测，可以直观的显示出房扑的折返路径、验证峡部的双向阻滞。CARTO 进行房扑的激动顺序标测要求心动过速持续，周长稳定，折返性心动过速具有特征性的早晚相接现象存在。在冠状窦口和低位右心房起搏时行激动顺序标测，可明确判断峡部的激动顺序，验证峡部的双向阻滞。EnSite（Array）系统理论上可以在一次心跳标测出房扑的激动顺序，对不持续的房扑的标测具有优势。

【治疗】

房速急性发作伴血流动力学不稳定或出现心力衰竭可采取同步直流电复律，血流动力学稳定可采用抗心律失常药物复律，或应用药物控制心室率。导管消融是典型房扑的一线治疗。

（二）非三尖瓣峡部依赖的房扑

相对于三尖瓣环峡部依赖的房扑而言，非三尖瓣峡部依赖的房扑不需右心房的三尖瓣环-下腔静脉口的峡部参与折返环，频率在 100～400 次/分之间。多数非三尖瓣峡部房扑与心房瘢痕有关，主要电生理特点为折返环的多样性。

非三尖瓣峡部依赖的房扑常规电生理标测与消融存在困难，近年来随着三维标测系统的应用，对标测机制和指导消融颇有帮助。

# 心 房 颤 动

【概述】

心房颤动（简称房颤），是一种心房电活动极度紊乱而损及机械功能为特点的室上性快速性心律失常，心电图上表现为固有 P 波消失，而代之以大小形态及频率均多变的快速颤动波。

【分类】

房颤分为初发房颤和反复发作的房颤。初发房颤定义为首次出现的房颤，不论其有无症状和能否自动复律。房颤发作≥2 次则称为反复发作的房颤，包括阵发性房颤、持续性房颤和永久性房颤。阵发性房颤（paroxysmal AF）指能自行转复，持续时间＜7 天的房颤，一般＜48 小时。持续性房颤（persistent AF）为持续时间＞7 天的房颤，一般不能自行转复，需要进行药物或电复律。既可以由阵发性房颤发展而来也可以是房颤的首次表现。永久性房颤（permanent AF）是指复律失败或非复律适应证或复律 24 小时内又复发的房颤。

【临床表现】

临床表现无特异性的诊断价值，房颤的症状取决于发作时的心室率、心功能、伴随的疾病、房颤持续时间以及患者感知症状的敏感性等多种因素。大多数患者有心悸、呼吸困难、胸痛、疲乏、头晕和黑矇等症状，由于心房利钠肽的分泌增多还可引起多尿。部分房颤患者无任何症状，而在偶然的机会或者当出现房颤的严重并发症如卒中、栓塞或心力衰竭时才被发现。同一患者即可存在症状性房颤发作也可发生无症状性房颤。

【诊断】

记录到房颤发作时的心电图是诊断房颤的"金标准"。如果房颤发作不甚频繁，可使用动态心电图；如果发作不频繁，事件记录仪对获得房颤发作的心电学资料有所帮助。

【转复房颤为窦性心律】

1. 药物转复房颤　药物复律主要用于新近发生，特别是 48 小时以内的阵发性房颤，Ⅰ类和Ⅲ类抗心律失常药可以有效复律。2006 年美国心脏病学会（ACC）/美国心脏协会（AHA）/欧洲心脏病学会（ESC）颁布的房颤指南建议将氟卡尼、普罗帕酮、索他洛尔作为无器质性心脏病的阵发性房颤的维持窦性心律的起始治疗药物，将胺碘酮、普鲁卡因胺、多非利特作为阵发性房颤的二线治疗药物。

2. 体外直流电同步复律 体外（经胸）直流电复律可作为持续性（非自行转复的）房颤发作时伴有血流动力学恶化患者的一线治疗。患者空腹 6 小时，去除义齿，去枕平卧，监测并记录患者心电图。吸氧，建立静脉通路，静脉应用短效镇静药物，使患者处于轻度麻醉状态。同时应做好心肺复苏的准备。检测并确保除颤器的同步性非常重要，应选择 R 波明显的导联作为同步监护导联。ACC/AHA/ESC 房颤指南推荐首次复律能量至少 200J，如房颤持续，继续给予 360J，必要时可重复。房颤直流电复律前应用抗心律失常药物可进一步提高房颤转复成功率。

3. 房颤的体内复律治疗 心内直流电复律的研究已近 20 年，为了便于重复多次尽早转复房颤，20 世纪 90 年代初期已研制出置入型心房除颤器。置入型心房除颤器发放低能量（<6J）电击，设计目的是尽早有效地终止房颤，恢复窦性心律，尽可能减少患者的不适感觉以及使促发室性快速心律失常的危险降到最小。由于该技术为创伤性的治疗方法、费用昂贵，且不能预防复发，故不推荐常规使用。

【窦性心律的维持】

抗心律失常药物的有效性不令人满意，所以在房颤治疗中，抗心律失常药物的选择主要是考虑安全性的问题。2006 年 ACC/AHA/ESC 房颤治疗指南建议抗心律失常药物的选择如图 2-1 所示。

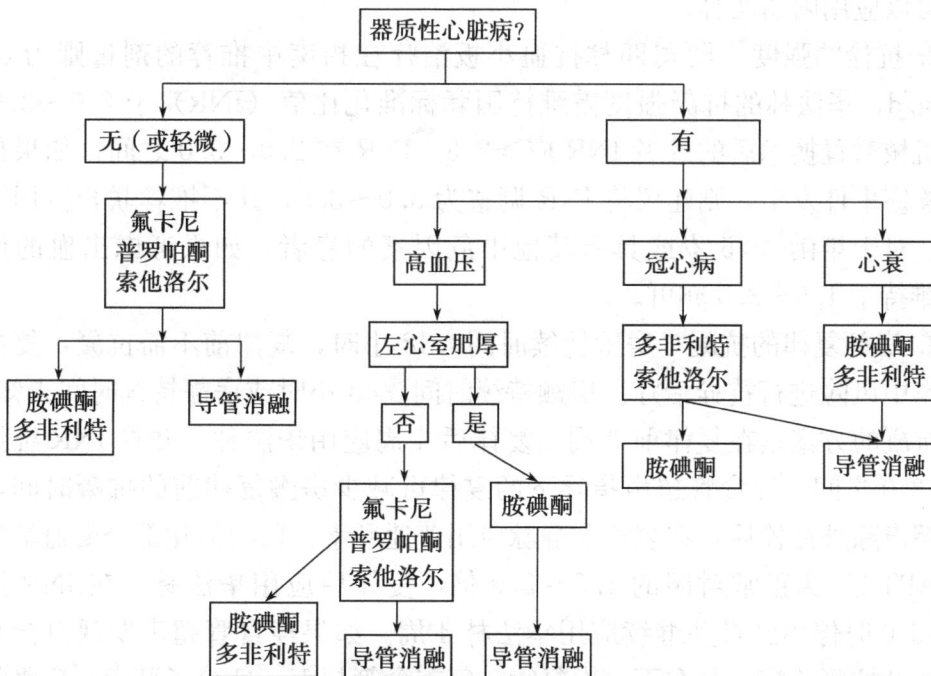

图 2-1 房颤维持窦性心律的治疗选择

**【控制房颤心室率】**

对于房颤急性发作时，最初的治疗目标是保持血流动力学稳定。伴有快心室率的房颤，如无心绞痛、低血压等情况，控制心室率即可。使心室率控制在100次/分以下通常是房颤治疗的第一步和最重要的一步。静息和日常活动时的心率必须都得到控制，现有的房颤指南中将心室率满意控制的标准定为静息时60～80次/分，中度活动后心室率在90～115次/分。β受体阻滞剂和非二氢吡啶类钙离子通道阻滞剂常作为首选药物，因为这些药物可以使心室率得到快速控制。一般在30分钟内即可使心室率降至100次/分以下。与β受体阻滞剂和非二氢吡啶类钙离子通道阻滞剂相比，地高辛控制心室率的作用较差，特别是控制运动时的心室率。

**【房颤的抗栓治疗】**

无论是阵发性房颤还是慢性房颤患者均需抗栓治疗，除非是孤立性房颤或存在抗栓治疗的禁忌证。

1. 华法林应用指征　年龄≥75岁，心功能不全和（或）充血性心力衰竭（左心室射血分数≤35%或短轴缩短率<25%），高血压病，或糖尿病作为脑卒中的中等危险因素。既往脑卒中史、短暂脑缺血发作、体循环栓塞史，二尖瓣狭窄和瓣膜术后为卒中高危因素。具有卒中高危因素或具有≥2项以上中等危险因素的房颤患者方推荐华法林治疗。具有一项中危因素的则既可以应用华法林也可以应用阿司匹林。

2. 抗栓的强度　阿司匹林抗血小板治疗在指南中推荐的剂量则为81～325mg/d，华法林的抗凝强度需维持国际标准化比值（INR）于2.0～3.0之间，机械瓣置换术后的患者INR应>2.5。INR在2.0～3.0之间，如果仍有血栓栓塞事件发生，则建议将INR调整为3.0～3.5，并不推荐联合应用阿司匹林。对于年龄≥75岁或具有其他中危因素的患者，如果考虑出血的风险INR维持于1.6～2.5亦可。

3. 房颤复律的抗凝　房颤持续时间<48小时，复律前不需抗凝，复律后遵照卒中风险进行抗栓治疗。房颤持续时间≥48小时或房颤持续时间未知时，传统抗凝的方案是在复律前3周，复律后4周应用华法林，并将INR维持于2.0～3.0之间。经食管超声指导下的复律可减少房颤复律前的抗凝时间，经食管超声除外血栓后，在复律前静脉应用普通肝素，监测活化部分凝血活酶时间（APTT）为正常对照的1.5～2.0倍，复律后应用华法林，在INR达到2.0～3.0时停用肝素并继续应用华法林4周。如果经食管超声发现血栓则进行华法林抗凝治疗，并在下一次复律前复查食管超声。低分子肝素在房颤复律期间的应用价值目前尚缺少足够的证据。房颤复律后长期的抗栓策略，应根据

其卒中风险进行选择。

【房颤导管消融】

1. 目前的消融策略、方法与适应证　近年来，房颤导管消融的主流方法包括法国 Haissaguerre 等首创的肺静脉环状标测电极指导下的肺静脉节段性消融；意大利 Pappone 等和美国 Morady 为代表的三维标测系统指导下的环肺静脉线性消融（肺静脉电隔离不是必须终点）；美国 Natale 为代表的心腔内超声指导下的肺静脉前庭电隔离；德国 Kuck 为代表的三维标测系统联合双肺静脉环状标测电极指导下的环肺静脉电隔离；美国 Nademanee 为代表的复杂碎裂心房电位消融；以及美国 Jackman 为代表的心房迷走神经节消融等。随着慢性房颤导管消融的开展，世界各大电生理中心的慢性房颤的消融方法呈现出互相借鉴，多种策略互相联合的态势。因为慢性房颤的发病机制中肺静脉触发作用降低，而心房基质的变化成为慢性房颤维持的主要机制，因此自 2004 年以来针对于心房基质的复杂碎裂电位的消融颇受重视。2006 年 ACC/AHA/ESC 房颤治疗指南中导管消融是一种抗心律失常药物治疗无效的阵发性房颤的推荐治疗。中华医学会心电生理和起搏分会在 2006 年房颤的认识和建议中对于年龄＜75 岁、无或轻度器质性心脏疾患、左心房直径＜50mm 的反复发作的阵发性房颤患者，在有经验的电生理中心，可以考虑作为一线治疗手段。2007 年美国心律学会颁布的房颤导管和外科消融专家共识中推荐在少数情况下导管消融可以作为房颤的一线治疗策略。左心房内血栓是房颤导管消融的绝对禁忌证。

2. 房颤导管消融的成功率与并发症　迄今已有多项随机对照试验证明了房颤导管消融的成功率明显高于抗心律失常药物治疗。阵发性房颤消融试验（Ablation for Paroxysmal Atrial Fibrillation Trial，APAF）入选 198 名一种抗心律失常药物治疗无效的阵发性房颤患者，随机分为导管消融组和抗心律失常药物治疗组，Holter 和事件记录仪随访 1 年，导管消融组 86％无房性心律失常复发，而抗心律失常药物治疗组仅有 22％，Oral 等发表的一项研究对比了抗心律失常药物与环肺静脉线性消融对于慢性房颤的效果。应用事件记录仪随访 1 年，药物组 69 例中有 53 例（77％）因药物治疗失败交叉入消融组，未服用抗心律失常药物或未接受导管消融治疗的前提下仅 4.3％（3/69）的患者无房颤发作，而导管消融组 74.0％（57/77）的患者无房颤发作。

房颤导管消融在取得令人满意的成功率的同时，其并发症的发生率亦在可以接受的范围。Cappato 等总结了 1995—2002 年间来自全球 100 家电生理中心共 8745 例房颤导管消融治疗的并发症情况：总并发症发生率为 5.9％（524例），其中严重并发症发生率为 2.2％（195 例），包括围术期死亡 4 例

（0.05%），死亡原因分别为：大面积脑梗死 2 例，肺静脉穿孔 1 例，未明 1 例，均发生在开展此项工作的早期，心脏压塞 107 例（1.22%）、败血症/心内膜炎 1 例（0.01%）、膈神经麻痹 10 例（0.11%）、脑卒中 20 例（0.28%）、短暂性脑缺血发生率 0.66% 和需要介入治疗的肺静脉狭窄/闭塞 53 例（0.74%）等。房颤导管消融不同的术式并发症的发生率有其特殊性，比如肺静脉节段性隔离，肺静脉狭窄的风险要高于左心房线性消融，但术后房速的发生率低于左心房线性消融。此外，左心房线性消融，特别是采用 Pappone 的术式，左心房-食管瘘的发生率显著增加，房颤导管消融并发症发生率的高低除与消融术式有关，更重要的是房颤消融是一种高度依赖于术者经验的治疗技术，并发症的发生率与术者的经验密切相关。

3. 房颤导管消融的术后随访　导管消融结果的报道需要经过 3 个月的洗脱期，主要终点是指不应用抗心律失常药物的情况下无房颤、房扑、房速发生，无房颤可以作为次要终点。任何一次记录到的持续 30 秒以上的房颤、房扑、房速均应视为失败。消融术后至少应随访 3 个月，然后在术后 2 年内至少半年随访 1 次。术后的随访手段中 24 小时 Holter 是可以接受的最低程度的随访手段，在消融术后 1~2 年内应每 3~6 个月完善 1 次 Holter 检查。当患者在随访期间诉心悸应佩带事件记录仪随访，在临床试验中所有患者均应至少随访 12 个月。虽然早期复发是消融失败的独立预测因素，但术后 1 个月内复发的患者，60% 在以后的随访中是成功的，因此早期复发即刻再次消融不可取。如果早期复发患者的症状可以通过药物治疗控制，再次消融至少应于术后 3 个月后进行。

**【房颤的其他治疗方法】**

1. 起搏治疗　有房颤病史且因心动过缓需置入起搏器的患者，应选择生理性起搏器（双腔或心房）而非心室单腔起搏器。对于房室传导正常，但需要置入双腔起搏器的患者，应尽量延长房室延迟以减少心室起搏的成分，将起搏器设置为非心房跟踪模式如 DDIR，或置入有减少心室起搏程序的起搏器。对房颤并心动过缓需置入起搏器的患者，无研究依据支持多部位右心房起搏、双房起搏、超速起搏，或抗心动过速心房起搏等。少有资料支持对没有症状性心动过缓的患者使用心房起搏来治疗房颤。不建议将房颤作为永久性起搏的指征。对无心动过缓、不需置入起搏器的患者不应考虑用起搏的方法预防房颤。

2. 外科治疗　Cox 首创的迷宫术仍是经典的外科手术术式，在有经验的中心，迷宫Ⅲ型手术的成功率在 90% 以上，一般在 70%~90% 之间。迷宫术式复杂、手术时间较长，并发症相对较多，早期并发症主要是房扑、出血和钠水潴留，窦房结功能障碍发生率为 6%～25% 左右。这些都限制了它的广泛开展，随着消融径线的简化和新器械的应用，外科手术治疗房颤死亡率已经大大降低了。房颤外科治疗的主要适应证包括：行其他心脏手术的症状性房颤，行其他心脏手术时经过选择的消融风险较低的无症状房颤，专门为治疗房颤而进行的外科手术（stand-alone atrial fibrillation surgery）仅限于症状性房颤而患者愿意接受外科手术、导管消融失败或不具有导管消融的指征。

# 第三节　房室交界区性心律失常

## 房室交界区性期前收缩

【概述】

房室交界区性期前收缩（premature AV junctional beats）又称为房室交界区性早搏，指起源于房室交界区域的期前激动。房室交界区域包括房室结、心房下部和希氏束。房室交界区性期前收缩可见于无或有器质性心脏病的患者。

【临床表现】

患者可无症状，或觉心悸、漏跳感等。当期前收缩发作频繁时可有胸闷、头晕、乏力等症状。

【诊断要点】

房室交界区性期前收缩依据心电图而诊断。心电图特征：交界区提前出现的激动向上逆传心房产生逆行 P 波，向下激动心室产生提前的 QRS 波；逆传 P 波出现在 QRS 波之前（PR 间期<0.12 秒）、之后（PR 间期<0.20 秒）或埋藏在 QRS 波之中；QRS 波多形态正常，一般多出现完全性代偿间歇，若存在室内差异传导，则出现宽大畸形的 QRS 波，不易与室性期前收缩鉴别。

【治疗方案与原则】

房室交界区期前收缩一般不需要治疗。如果期前收缩频发，患者有相关症状，可选择 β 受体阻滞剂、ⅠC 类抗心律失常药或非二氢吡啶类钙离子通道阻滞剂。

## 房室交界区性逸搏与逸搏心律

【概述】

房室交界区逸搏或逸搏心律（AV junctional escape beats and AV junctional escape rhythm）既可以是对迷走神经刺激的反应，也可以见于病理情况如严重的心动过缓或房室传导阻滞，此时的房室交界区性逸搏和逸搏心律可替代高位节律点激动心室。在正常情况下，房室交界区并不表现出自律性，为潜在心脏起搏点。当窦房结的频率低于房室交界区，或者窦房结的冲动未能传导至房室交界区，后者可以发放冲动而引起逸搏，连续出现的逸搏形成逸搏心律。可见于心脏结构正常或有器质性心脏病的患者。

**【临床表现】**

患者可有胸闷、头昏、乏力，与心动过缓有关。若心房收缩正逢三尖瓣处于关闭状态，查体时可见颈静脉搏动时的大 a 波。

**【诊断要点】**

心电图特征：在长于正常窦性 PP 间期的间歇之后出现一个正常的 QRS 波，P 波缺如，或可见逆行性 P 波位于 QRS 波之前或之后；有时也可以见到未下传到心室的窦性 P 波，即 QRS 波前有窦性 P 波，PR 间期<0.12 秒；房室交界区性逸搏的频率多为 40～60 次/分，QRS 波形态多正常；有时也可见独立和缓慢的窦性 P 波，此时心房率慢于心室率，称为房室分离。

**【治疗方案与原则】**

需要根据具体情况进行个体化治疗，有些情况可能不需要任何治疗，但有些情况时需应用增加逸搏频率和改善房室传导的药物，或给予心脏起搏治疗。

## 非阵发性房室交界区性心动过速

**【概述】**

非阵发性房室交界区性心动过速（nonparoxysmal AV junctional tachycardia）与房室交界区自律性增高或触发活动有关，多见于急性下壁心肌梗死、心肌炎、心脏手术后，偶见于正常人。服用洋地黄过程中出现非阵发性房室交界区性心动过速多提示洋地黄中毒；射频消融治疗阵发性房室结折返性心动过速过程中出现非阵发性房室交界区性心动过速则提示消融部位为有效部位。

**【临床表现】**

患者可表现为阵发性心悸、胸闷、头晕以及原有心脏病症状加重，但一般没有明显的血流动力学改变。洋地黄中毒者还会有洋地黄中毒的其他表现。

**【诊断要点】**

心电图特征：非阵发性房室交界区性心动过速的发作渐始渐止，心率逐渐变化，心动过速频率多为 70～130 次/分；QRS 波多呈室上性，其前或后可伴逆行 P 波。多呈规则节律，但洋地黄中毒常合并房室交界区文氏型传导阻滞而表现不规则的心室节律；多数情况下，心房活动由窦房结或心房异位节律点支配，表现为房室分离。

**【治疗方案与原则】**

首先应治疗基础疾病。血流动力学稳定的患者可以密切观察而无需特殊处理。若怀疑为洋地黄中毒，则必须停用洋地黄，同时予钾盐、利多卡因。

## 房室结折返性心动过速

**【概述】**

房室结折返性心动过速（AV nodal reentrant tachycardia，AVNRT）是阵发性室上性心动过速的一种常见类型，占全部室上速病例的 40%～50%，一般不伴有器质性心脏病，可发生于不同年龄和性别。其发病机制是由于房室结内（或房室交界区）存在着电生理特性不同的两条传导通路，即房室结双径路，其中快径路表现为不应期长、传导速度快；慢径路表现为不应期短、传导速度慢。AVNRT 可分为慢-快型（常见型）和快-慢型（少见型）两种类型。慢-快型者冲动经慢径路下传，经快径路逆传；快-慢型者冲动经快径路下传，经慢径路逆传。

**【临床表现】**

AVNRT 的症状与有无器质性心脏病、心动过速时的心室率以及发作持续时间有关。心动过速呈突发突止的特点，轻者可有心悸、胸闷、紧张和焦虑；重者可出现心绞痛、心衰、晕厥甚至休克。如果发作时心室率过快，或心动过速终止时未能及时恢复窦性心律可发生晕厥。查体时可见心率增快、第一心音强度固定和心室律绝对规则。不伴有器质性心脏病的患者通常预后良好。

**【诊断要点】**

1. 心电图特征　起始突然，常由房性期前收缩诱发；QRS 波呈室上性；心率 130～250 次/分，成人多为 150～200 次/分，儿童可能更快，偶有低于 130 次/分的情况；慢-快型者 P 波常埋于 QRS 波内不易辨认，也可在 QRS 起始形成假性 q 波，或在 QRS 终末形成假性 s 波或 r′ 波；快-慢型者可见逆行 P 波，R-P′＞P′-R；少数患者由于心动过速频率过快可能出现 QRS 电交替现象。

2. 心电生理检查时慢-快型表现　心动过速可由心房程序电刺激反复诱发和终止；心动过速的发作时多伴有 A-H 间期的突然延长；心房程序刺激时有房室传导的"跳跃现象"，表明存在房室结双径路；由于折返环路位于房室结内，因此心房和心室本身并不参与折返环路的形成，因此心动过速时心房和心室可表现为 2∶1 房室传导阻滞；心室刺激显示逆行激动顺序正常，逆传的最早心房电活动位于房室结和希氏束区域。而快-慢型 AVNRT 在心内电生理检查时表现为房室结逆传跳跃现象，RP 间期大于 PR 间期，这时需要与房性心动过速以及慢旁路参与的房室折返性心动过速相鉴别。

【治疗方案与原则】

1. 心动过速急性发作的处理　选择治疗措施时应根据患者的病史、是否伴有器质性心脏病以及症状的耐受程度等综合考虑。

（1）刺激迷走神经：Valsalva 动作；颈动脉窦按压；以及双手用力握拳做下蹲动作；诱导恶心；将面部浸于冷水内等。

（2）药物终止心动过速：静脉用药过程中应持续监测心电图变化。常用药物有腺苷、钙离子通道阻滞剂、洋地黄和 β 受体阻滞剂等，ⅠA 和ⅠC 类抗心律失常药虽能阻断快径路逆向传导，但很少用于室上性心动过速急性发作的处理，一般多用于预防阵发性室上性心动过速（PSVT）的复发。

（3）直流电复律：对于血流动力学不稳定的患者尽早考虑电复律。电复律时使用能量约 10～50J。

（4）经食管心房起搏：经食管心房起搏用于药物禁忌、药物无效和有电复律的禁忌证的患者。

2. 预防复发

（1）药物预防：事先应评价患者是否有必要长期应用抗心律失常药物预防心动过速反复发作。对于心动过速偶发、发作持续时间短、发作时心率不是很快、症状不重的患者可不必长期使用药物预防其发作。对于需要药物预防发作者，多首选毒副作用相对较小的药物，如洋地黄、长效钙离子通道阻滞剂、长效 β 受体阻滞剂。

（2）导管射频消融：导管射频消融根治阵发性室上性心动过速的成熟方法，具有安全、迅速和有效的优点。对于 AVNRT，目前主要采用阻断慢径路传导的方法，根治率高达 95％以上。导管射频消融根治 AVNRT 的主要风险是房室传导阻滞和心包压塞，这些并发症在有经验的心脏中心已极少发生，因此，可作为发作频繁、症状明显患者的首选方法。

# 预激综合征

【概述】

预激综合征（preexcitation syndrome）又称 Wolf-Parkinson-White 综合征（简称 WPW 综合征），是指心电图上有预激表现，同时伴有心动过速。当房室之间存在除房室结以外的具有快速传导特性的异常传导通路（房室旁路）时，心房冲动可经该异常通路提前激动（即所谓的预激）局部心室肌甚至整个心室肌。大多数患者不伴有心脏结构异常，在部分患者可伴有心肌病和 Ebstein 畸形、二尖瓣脱垂等先天性心脏病。

WPW 综合征患者伴有的心动过速有以下几种：①顺向型或正向房室折返性心动过速：心动过速时冲动经房室结下传心室，经旁路逆传心房形成折返，形成房室折返性心动过速；②逆向型或逆向房室折返性心动过速：心动过速时冲动经旁路下传心室，经房室结逆传心房，同时因心室经旁路激动产生宽大畸形的 QRS 波；③心房颤动（房颤）：发生房颤可能与心室激动经旁路逆传心房有关。WPW 综合征伴房颤时由于心房激动同时经房室结和旁路前传，心室率的快慢和 QRS 畸形程度取决于旁路的电生理特性和激动心室成分的比例。

【临床表现】

房室旁路本身不会引起症状。心动过速主要类型是房室折返性心动过速（约占 80%），也可为房颤或心房扑动（房扑）。心动过速可以发生在任何年龄，在某些患者，随着年龄增加发作会减少。房室折返性心动过速有突发突止的特点。心动过速的症状可因基础心脏疾病、心律失常类型、心室率以及发作持续时间等而轻重不一，发生房颤时可因极快的心室率和明显不规则的节律导致室颤，甚至发生猝死。

【诊断要点】

1. 心电图表现

（1）窦性心律的心电图表现：PR 间期短于 0.12 秒；QRS 波起始部粗顿（预激波），QRS 宽大畸形，部分导联 QRS 波宽度大于 0.12 秒；ST-T 呈继发性改变，方向通常与预激波或向量方向相反；旁路位置不同引起的心电图 QRS 波形态也不同，根据胸前导联，尤其是 $V_1$ 导联可将 WPW 综合征分为 A、B 两型，A 型胸前导联的 QRS 波均为正向，提示为左侧旁路，B 型 $V_1$ 导联的 QRS 波负向而 $V_{5\sim6}$ QRS 波正向，提示为右侧旁路。部分患者的心电图预激波间歇出现，为间歇性预激现象，是由于传导特性的变化造成。部分房室旁路不具有前向传导（心房到心室的传导）的特性，但具有逆向传导（心室到心房的传导）功能，窦性心律时心电图无预激现象，但由于具有逆向传导功能，故可通过室房传导引起阵发性室上性心动过速，这种旁路称为隐匿性旁路。

（2）心动过速的心电图表现：绝大多数房室折返性心动过速表现为顺向型，此时 QRS 波形态正常，频率 150～250 次/分，有时在 QRS 波后可见逆行

P波。逆向型房室折返性心动过速 QRS 波宽大畸形，类似心室完全预激时的形态，需要与室性心动过速鉴别。在极少数患者，由于存在多条房室旁路，心电图形态可能变化较多，不同旁路与房室结之间、不同旁路之间形成的折返环路会使心电图的表现更为复杂。房颤时冲动除经过房室结激动心室外，还可经旁路下传心室，出现不规则的 QRS 波节律和正常 QRS 波与宽大畸形 QRS 波并存或交替的现象。若旁路不应期很短，心室率可以极快，甚至演变为心室颤动致猝死。

2. 心电生理检查  通过心电生理检查可以明确心动过速的确切机制，同时可以明确旁路的类型、位置和数目，测定旁路的不应期以间接推测房颤和房扑时的心室率。目前心电生理检查主要适用于同时要求行导管射频消融治疗的患者。WPW 综合征的心电生理特征有：心房程序刺激可反复诱发和终止心动过速；心动过速的诱发主要表现为心房期前刺激在旁路传导受阻，QRS 突然正常化，随后出现心动过速；心室刺激显示偏心性传导，最早逆传心房电活动在房室旁路所在房室环处；心房和心室本身都是折返环路的组成部分，心动过速时心房和心室冲动均呈 1：1 关系。

【治疗方案与原则】

心电图上预激但从无心动过速发作的患者可以不进行治疗，或可以先行心电生理检查以对旁路的不应期特征作出评价。对于心动过速反复发作或有房颤发作病史的患者则需要治疗。

1. 急性发作期的处理

（1）顺向型房室折返性心动过速可参考房室结折返性心动过速治疗原则处理。可静脉应用腺苷、维拉帕米或普罗帕酮终止心动过速。

（2）伴有房颤或房扑的患者，应选用延长房室旁路不应期的药物，如胺碘酮、普罗帕酮或普鲁卡因胺。洋地黄、利多卡因、维拉帕米会加速预激伴房颤时的心室率，所以应避免使用。出现频率很快的逆向型房室折返性心动过速，或房颤快速的心室率造成血流动力学不稳定者应立即同步电复律。

2. 预防发作  导管射频消融是根治 WPW 综合征的有效方法，由于成功率高（>98%）、复发率低（<5%），并且安全（严重并发症发生率<1%），已成为治疗 WPW 综合征的首选方法。特别适用于心律失常反复发作、药物预防效果不佳或旁路不应期短以及不愿意长期服用药物预防心动过速发作的患者。对于不接受导管射频消融的患者，可选用ⅠC类抗心律失常药、胺碘酮和索他洛尔。

# 第四节 室性心律失常

## 室性期前收缩和非持续性室性心动过速

【概述】

室性期前收缩（ventricular premature beat，VPB）是最为常见的心律失常，健康人群检出率从 5％（常规心电图）至 50％（动态心电图）。非持续性室性心动过速（non-sustained ventricular tachycardia，NSVT）在健康人群检出率为 1％～3％。两者既可发生在有器质性心脏病的患者中，也可发生在无器质性病变的人群中，随年龄及心脏病变程度（如心肌梗死急性期及心功能不全）增加而增加。VPB 和 NSVT 的预后意义取决于有无基础性心脏病及其类型和严重程度，对患者进行合理的危险分层需要结合具体临床情况。通常无器质性心脏疾病的 VPB 和 NSVT 预后良好，被认为是良性的，但最近的研究表明过于频繁的 VPB（如 24 小时超过 10 000 次或超过总心率的 20％）可以导致左心室收缩功能损害，甚至出现快速心律失常性心肌病；有些被认为良性的 VPB 存在潜在恶性，导致 VT、室颤的发生。另外一些 VPB 则为恶性，如 R-ON-T 性 VPB 与室颤相关。急性心肌梗死前 1～2 天内出现的 VPB 和 NSVT 通常不认为增加心源性死亡和猝死的危险，而 1 个月后的复杂 VPB 和 NSVT 可能预示不良预后。NSVT 对于非缺血性扩张型心肌病和肥厚型心肌病患者而言可能与心源性猝死相关，但也可能只是心脏疾病进展如进行性心衰的表面现象而非因果关系。

【临床表现】

通常 VPB 不引起症状，多因偶尔心电图检查发现或触摸脉搏有"偷停"（代偿间歇）来就诊。VPB 和 NSVT 最常见的症状是心悸，也可出现头部沉重感及头晕，频繁发作的 VPB 偶有影响血流动力学，持续较长时间的 NSVT 偶可导致晕厥。患者常会由心悸而焦虑，从而又使期前收缩增加。肥厚梗阻型心肌病期前收缩后由于代偿间歇后更有力收缩加重梗阻，即 Brockenbrough 征。

【诊断要点】

1. 心电图、动态心电图或住院心电监护是诊断 VPB 和 NSVT 的主要方法。VPB 心电特点是提前出现的宽大畸形的 QRS 波群，时限至少 120 毫秒，T 波与 QRS 主波方向相反，其后多有完全代偿间歇，也可有不完全代偿间歇，如不影响原来的室率为插入性 VPB，多见于心率较为缓慢时。右心室流出道 VPB 最为常见，特征性的心电图形态是左束支阻滞样图形，额面电轴向下，当 $V_1$ 及 $V_2$ 导联 R：S 大于 30％或 R：QRS 大于 50％，提示 VPB 起源左心室流出道。VPB 形态一致称为单源 VPB，不一致为多源。室性期前收缩与前一个窦性综合波有固定的联律间期，通常提示为折返机制。如联律间期不等，提示并行心律，是独立发放、自主节律的起搏点。室性期前收缩落在 T 波顶点或起始点附近称为"R-ON-T"现象，与室颤相关。正常心律和 VPB 持续性交替出现，为室早二联律，可引起血流动力学障碍，三、四联律则影响较小。两个 VPB 连续出现为成对 VPB。连续 3 个及以上室性心律，持续不超过 30 秒为 NSVT，通常频率在 $100\sim200$ 次/分。

2. 器质性心脏病患者进行运动试验诱发复杂 VPB 或非持续性 VT 有预后意义，对于患有严重冠状动脉疾病者尤其如此。对于儿茶酚胺敏感性 VT 和长 QT 综合征患者运动试验可以诱发 VPB、NSVT 甚至室颤。

3. 对于有复杂 VPB 或 NSVT 的器质性心脏病患者行心率变异性、晚电位、T 波电交替等检查，对预测心脏性死亡或猝死有一定意义。近年发现 VPB 后的心率振荡是预测预后更好的指标。

4. 心内电生理检查和程序电刺激对于无器质性心脏病的 VPB 和 NSVT 无意义，但对于有器质性心脏病患者发生恶性心律失常和猝死有一定预测意义。

【治疗方案和原则】

治疗室性期前收缩和 NSVT 的目标是减轻相关的症状和降低心脏性猝死。

1. 无器质性心脏病且无症状的 VPB 和 NSVT 均无需处理。无器质性心脏病但有症状患者以心理治疗为主，无效时予抗焦虑药物和 β 受体阻滞剂常作为一线治疗，I 类和 III 类抗心律失常药物也有效。对于频发的单源 VPB 和 NSVT（如 24 小时超过 10 000 次或超过总心率的 20%），药物无效或不能、不愿意长期使用药物治疗，或症状明显不能耐受，或曾经、可能导致恶性心律失常者（如 R-ON-T 性 VPB），射频消融治疗安全有效。起源于流出道的 VPB 和 NSVT 普通射频消融治疗有效性可达 90% 以上，非接触式球囊电极标测系统（EnSite 3000/NavX 标测系统）和三维电磁标测定位系统（CARTO 系统）极大提高了非流出道起源的室性心律失常消融成功率。

2. 有器质性心脏病的 VPB 和 NSVT 应结合具体临床情况进行合理的危险分层，治疗目的主要为预防心脏性猝死，其次才是缓解症状。现已明确，对于严重的器质性心脏病如心肌梗死、心力衰竭或心肌肥厚者，I 类抗心律失常药物增加死亡率，III 类抗心律失常药物胺碘酮不增加死亡率，可以缓解症状。置入式转复除颤器（implantable cardioverter-defibrillator ICD）被证明是唯一能预防心源性猝死的有效办法，其适应证应参照 ICD 置入指南。随着射频消融方法和技术的进展，射频消融成为治疗器质性心脏病 VPB 和 NSVT 的重要辅助手段。

# 室性心动过速

【概述】

室性心动过速（ventricular tachycardia，VT），指起源于希氏束以下水平的心脏传导系统或心室、至少连续 3 个或以上的快速性心律失常，或电生理检查中诱发出 6 个和（或）以上的心室搏动。非持续性 VT 临床表现、预后意义及处理原则相当于复杂的室性期前收缩（见上节），通常临床上 VT 是指持续性 VT，即持续超过 30 秒，或伴有血流动力不稳定者，这类患者预后差。VT 流行病学资料很少，但据估计美国每年猝死的 30 万～35 万患者中绝大多数为 VT 或室颤。VT 的分类有很多方法，根据发生部位分为左心室 VT、右（左）心室流出道 VT 和束支折返性 VT；根据发病机制分为自律性、折返性和触发活动性 VT；根据有无器质性疾病分为特发性 VT 和病理性 VT；根据对药物反应分为维拉帕米敏感性 VT 和腺苷敏感性 VT；根据心电图特点分为单形性 VT、多形性 VT、分支性 VT、双向 VT 和尖端扭转性 VT 等。

临床上常用的分类方法包括：持续和非持续 VT；单形和多形 VT；器质性和正常心脏结构 VT。持续性 VT 多见于各种类型的器质性心脏病，大约 10％的患者并没有明显结构性心脏病。是否合并器质性心脏病是判断室性心律失常患者预后的重要因素。器质性心脏病，尤其是陈旧心肌梗死和心肌病所伴发的 VT 临床表现多样，具有更高的致命性，处理也应该更为积极。心肌梗死后 VT 由折返引起多为单形 VT（除外频率特别快者）；心脏结构正常的 VT 通常也为单形 VT（离子通道病除外），起源于流出道或左心室间隔部，风险较低。除此之外，其他一些因素也可以诱发或加重室性心律失常，严重时甚至导致心脏性猝死。如果这些因素为可逆或为一过性，则患者预后相对较好，如心肌梗死急性期出现 VT、室颤等仅仅增加住院死亡率，并不增加远期死亡率。具有可逆因素的室性心律失常和心脏性猝死的治疗除了治疗基础疾病，更重要的是尽可能消除诱发或加重室性心律失常的因素，常见的可逆因素包括：心肌缺血、药物（尤其是某些抗心律失常药物）、电解质（尤其是低钾、低镁）。

【临床表现】

VT 的临床表现取决于有无基础心脏疾病及其严重程度、发作的频率及持续时间、对心脏收缩功能的影响，故症状多种多样。通常表现为心悸伴有心排出量减少和低血压的症状，包括头晕、眩晕、意识改变（如焦虑）、视觉障碍、出汗、先兆晕厥和晕厥，或者血流动力学衰竭、休克甚至猝死。少数较慢频率的 VT 患者，尤其无器质心脏疾病者无明显症状，于体检或常规心电图检查时发现。无休止性 VT 长期发作导致原先正常的心脏扩大、心力衰竭，称为心动过速介导性心肌病。

【诊断要点】

1. 体表心电图和动态心电图 体表心电图和动态心电图是 VT 诊断的主要依据，多数 VT 频率在 100～250 次/分之间，持续性 VT 多数在 180 次/分，小于 100 次/分者通常称为加速性室性自主节律。单形性 VT 的 RR 间期相对规则，多形性 VT 则可以极不规则。多数 VT 的 QRS 波群时限大于 120 毫秒，起源于高位室间隔或束支的 VT 也可小于 120 毫秒。仔细阅读记录图有时可见室性夺获和室性融合波。常用采用 Brugada 标准鉴别宽 QRS 心动过速的方法为：所有胸前导联均无 RS 形，诊断 VT（否则进行下一步，以下同）；心前区导联 QRS 有 RS 型，且 RS 大于 100 毫秒，诊断 VT；存在房室分离，诊断 VT；胸前导联 $V_1$ 和 $V_6$ 形态符合 VT 诊断标准，即 $V_1$ 呈 RS 型，RS 大于 70 毫秒，$V_6$ 起始为正向波，R/S 大于 1 即诊断 VT。

标准的 12 导联心电图（ECG）不仅可以识别与室性心律失常和心脏性猝死（SCD）相关的各种先天性疾病（如：长 QT 综合征，短 QT 综合征，Brugada 综合征和致心律失常性右心室心肌病），还可以识别不同 ECG 参数，以鉴别是否有电解质的异常，或潜在的结构改变（如：束支传导阻滞、房室传导阻滞、心室肥厚，提示缺血性心脏病或心肌病的病理性 Q 波）。持续动态心电监测能够检测心律失常，QT 间期的变化，T 波电交替，或 ST 段的变化，以评价风险，判断疗效。如果传统方法不能明确诊断，而临床上高度怀疑晕厥或症状与心律失常相关时，可置入埋藏式事件记录仪。

2. 运动试验 有室性心律失常的成年患者，运动试验可以帮助除外冠心病，对于临床上怀疑运动诱发室性心律失常者，如儿茶酚胺敏感性 VT、长 QT 综合征等，运动实验可诱发 VT，明确诊断。运动试验也可以用于已知运动诱发 VT 的患者对药物或消融治疗的疗效判断。

3. 心血管影像和功能检查 对有室性心律失常者结合临床情况，选择性进行超声心动图、运动或药物负荷核素心肌显像、药物负荷心脏超声、磁共振成像（MRI）和心脏 CT 等技术，以及冠状动脉造影等检查，除外 VT 的器质性心脏疾病基础。

4. 无创心电技术 对于曾经有 VT 或者 VT 高危患者，尤其伴有严重器质性心脏病者，进行心率变异、晚电位、T 波电交替、心率振荡等检查，对于预测心脏性死亡或猝死也有一定意义。

5. 心内电生理检查（EP） EP 检查通过记录心内电图和电刺激以及结合术中用药评价室性心律失常和对心源性猝死危险分层。EP 检查可以诱发 VT、指导导管消融、评价药物作用、评价 VT 复发和心源性猝死的风险、意识丧失临床上高度怀疑室性心律失常者、协助判断 ICD 的指征。

6. 基因筛查 离子通道病包括一组遗传相关的疾病，如长 QT 综合征、Brugada 综合征、儿茶酚胺敏感性 VT、短 QT 综合征等，目前已确定与离子通道病相关的多个基因和位点，如怀疑 VT 是由离子通道疾病导致者可以进行基因筛查协助诊断。

【治疗方案和原则】

VT 的治疗应根据不同的类型、合并的基础心脏病以及对血流动力学影响进行个体化治疗。

1. 急性期治疗 对于血流动力学不稳定者首选电复律。血流动力学稳定患者，也可先尝试药物治疗，新近发布的心肺复苏指南首选胺碘酮、索他洛尔和普鲁卡因胺，过去常用的利多卡因可作为二线药物或与一线药物联合使用，普罗帕酮用于无器质性心脏病的 VT 也较为有效，腺苷可以试用于终止左心室特发性 VT，维拉帕米对于特发性左心室分支 VT 有效，硫酸镁可以用于尖端扭转性 VT 的首选治疗。β 受体阻滞剂在阻断 VT 时交感神经的作用非常有效，是急性心肌梗死和长 QT 综合征 VT 治疗的有效药物。此外，去除致 VT 的病因或诱因很重要，如急性心肌梗死尽早再灌注治疗，纠正低钾、低镁等。

2. 慢性期治疗 VT 的慢性期治疗目标是预防复发及心源性猝死。

（1）药物：抗室性心律失常治疗药物包括传统抗心律失常药物和非传统抗心律失常药物。前者主要有如Ⅰ类抗心律失常药普罗帕酮、莫雷西嗪、普鲁卡因胺、阿替洛尔、胺碘酮、索他洛尔等，后者包括他汀类、血管紧张素转换酶抑制剂（ACEI）、血管紧张素Ⅱ受体拮抗剂（ARB）和醛固酮拮抗剂等。

β 受体阻滞剂对于抑制室性期前收缩、室性心律失常有一定效果，更重要的是可降低各类心脏病的死亡率和猝死率。β 受体阻滞剂是有效和安全的抗心律失常药物，目前可以作为抗心律失常药物治疗的主流药物，也可与其他抗心律失常药物联合应用。胺碘酮对长期生存率的益处目前有争论，多数研究显示与安慰剂比没有明显优势，当合并 β 受体阻滞剂可一定提高生存率。索他洛尔因有较多的致心律失常作用，也没有显示可提高生存率。而Ⅰ类抗心律失常药物已确认增加器质性心脏病 VT 的死亡率。

非传统类抗心律失常药虽然不能直接而明显地降低室性心律失常，但它们可能通过减轻炎症和改变基质的作用而达到减少心律失常和降低死亡的作用。

（2）导管消融：射频消融治疗对部分室性心律失常能够达到根治的目的。这部分室性心律失常包括起源于左心室或右心室流出道的 VT、频发室性期前收缩，特发性左心室分支 VT 等。对伴器质性心脏病的室性心律失常，射频消融治疗目前尚不能作为首选；随着导管消融技术的发展，尤其是非接触式球囊电极标测系统（EnSite 3000/NavX 标测系统）和三维电磁标测定位系统（CARTO 系统）问世，合并某些器质性心脏病的 VT 消融取得了初步疗效。目前导管消融主要用于：①存在猝死风险的单型 VT，而且药物治疗效果欠佳，或不能耐受药物，或患者不愿接受长期药物治疗者。②束支折返型 VT。③已安置置入性心律转复除颤器（ICD），反复持续性 VT 发作需反复放电，经过多次程控 ICD 或变化药物效果不佳，或患者不愿接受长时间药物治疗者。④预激综合征由于房颤通过旁道快速下传导致心脏猝死和室颤的复苏成功者，或有症状的 WPW 综合征患者，旁道不应期小于 240 毫秒。

（3）抗心律失常手术：反复发作 VT 对药物、ICD、消融效果不佳时，在有经验的治疗中心可直接外科消融或直接切除致心律失常区域。外科手术需要术前和术中的精确标测来明确心动过速的点和区域。有一些中心用标测瘢痕的方法来切除致心律失常区域。左颈胸交感神经节的切除可降低先天性长 QT 综合征患者的因心律失常导致晕厥的发生频率。

（4）再血管化治疗：如果血管严重狭窄的冠心病患者合并有室性心律失常，特别是左主干病变和左前降支的近端病变者，再血管化将减少心律失常的频率和复杂性，在一些患者中甚至可根治心律失常。

（5）除颤治疗：多个前瞻多中心临床试验已经证实对陈旧心肌梗死和非缺血性心肌病导致的左心室功能不全的高危患者，ICD 可以提高生存率。ICD 治疗比传统或经验抗心律失常药物治疗组比可降低 23%～55% 的死亡率，生存率的提高绝大多数是降低 SCD 所得。ICD 的应用主要可分一级预防和二级预防。适合一级预防的患者是没有发生过危及生命危险室性心律失常而有这种可能心脏基础病变的高危患者。二级预防适合于有心脏骤停、致命室性心律失常、或不明原因的晕厥患者高度怀疑是室性心律失常所致。

根据 2002 年 ACC/AHA 关于 ICD 的置入指南以及 2005 年 ACC/AHA 成人心衰治疗指南，下列情形应考虑置入 ICD 以预防心脏性猝死：

Ⅰ类：①VT/心室颤动（VF）所致心脏骤停幸存者；②持续 VT，伴器质性心脏病；③非持续 VT，伴器质性心脏病，诱发电位（evoked potential, EP）诱发 VF 或持续 VT；④心肌梗死后 1 个月或冠状动脉旁路移植术（CABG）后 3 个月，LVEF≤30%，预计生存期超过 1 年；⑤非缺血性心肌病，LVEF≤30%，预计生存期超过 1 年。

Ⅱa类：任何原因的心肌病，LVEF30%～35%，预计生存期超过 1 年。

体外自动除颤器（AED）可以挽救生命，代表着一种院外心脏骤停有效除颤方法，它可以被专业或非专业人员有效和安全地应用。AED 仪器放置是关键，合适场所的放置可减少心脏骤停的抢救前时间耽误。在美国，联邦政府、各个州政府、社区已经努力将 AED 放在人群密集的地方，如学校、运动场、机场、高密度人群居住区、飞机上和警车及消防车上。

3. 特殊类型 VT 的处理

（1）特发性流出道 VT：特发性流出道 VT 中 90％起源于右心室（RV-OT），而 10％起源于左心室流出道（LVOT）。RVOT-VT 形态学特征是 LBBB 型的宽 QRS 心动过速，电轴指向下方，起源于右心室肺动脉瓣下的右心室流出道区域。如果 $V_1$ 及 $V_2$ 导联 R∶S 大于 30％或 R∶QRS 大于 50％，则一般提示心动过速起源左心室。LVOT-VT 一般起源于冠状瓣的瓣上区域或主动脉瓣冠状动脉瓣下的心内膜区域。急性期腺苷、β受体阻滞剂、维拉帕米治疗流出道 VT 可能有效。长期治疗可以选择β受体阻滞剂，维拉帕米、地尔硫䓬，有效率在 25％～50％左右。其他一些药物Ⅰa、Ⅰc、Ⅲ类都可以考虑。射频消融治疗的有效率达 90％以上，对频繁发作者应作为首选治疗方案。

（2）左心室特发性 VT（ILVT）：大多数左心室起源的 VT 是维拉帕米敏感的、起源于左心室间隔面的束支内折返性 VT。大多数 ILVT 患者心电图形态是右束支阻滞型，电轴左偏（VT 折返出口位于左后分支），少部分人表现为 RBBB 电轴右偏（折返出口位于左前分支）。在急性期对静脉维拉帕米有反应，无效时可使用胺碘酮或电复律。射频消融治疗有效率为 85％～90％，可作为首选。

（3）束支折返性 VT：通常发生于器质型心脏病，尤其是扩张型心肌病。窦性心律时可见室内阻滞，VT 发作时表现为快频率的左束支阻滞图形，偶有折返方向相反，表现为右束支阻滞图形者。电生理检查记录到心室波前均有右束支波，导管消融右束支可根治。

（4）尖端扭转性 VT（torsade de pointes，TdP）：TdP 常出现在先天性长 QT 综合征、药物相关的 QT 延长和传导系统老化所致的传导阻滞的患者。先天性长 QT 综合征处理包括β受体阻滞剂；（左侧）颈交感切除术；对于高危患者需要置入 ICD。对于非遗传性长 QT 导致的 TdP 处理包括：①停用可能相关的药物和纠正异常的电解质；②如 TdP 是传导阻滞、长间歇依赖或有症状的心动过缓引起，推荐急诊临时起搏和安置永久起搏治疗，通常与β受体阻滞剂合并使用；③静脉硫酸镁可能有效，但正常 QT 的 TdP 镁制剂一般无效；④异丙肾上腺素可用于长间歇依赖的反复 TdP 的急性处理，但应除外先天性 QT 延长综合征（LQT）。

（5）不间断性 VT：不间断性 VT 又称之为 VT 风暴，常需要多次复律。急性心肌缺血所致的反复或不间断 VT 建议再血管化治疗和使用β受体阻滞剂并联合使用静脉抗心律失常药物如胺碘酮。其他情形可以静脉胺碘酮联合射频消融的办法治疗。

(6) 离子通道病：包括一组与编码离子通道的基因突变导致离子通道功能改变，从而发生恶性心律失常的疾病。

1) 儿茶酚胺敏感性多形性 VT（CPVT）：CPVT 心电图表现为双向多形性 VT，运动试验或静脉异丙肾上腺素可以诱发。三分之一患者具有早年猝死或运动诱发晕厥的家族史。运动或急性情绪激动会诱发晕厥。典型的症状开始于儿童期，成年后发病的比较少见。治疗一般采用 β 受体阻滞剂。联合应用 I 类药或胺碘酮治疗是无益甚至有害的。对于症状反复发作且危及生命的心律失常需要置入 ICD 治疗。

2) Brugada 综合征：Brugada 综合征是具有特征性的右束支阻滞样图形和 $V_1 \sim V_3$ 导联 ST 段抬高，临床发作威胁生命的心律失常（多形性 VT），无结构性心脏病，有家族发病倾向。心电图表现类似急性心肌梗死。氟卡尼或普鲁卡因胺可以使心电图显现典型图形。该病发病率为万分之五。猝死多由于室颤或多形性 VT。主要发病人群是年轻人。所有有症状患者应接受 ICD 治疗，无症状人群如果电生理检查诱发室性心律失常也应接受 ICD 治疗。

3) 长 QT 综合征（LQTS）：LQTS 是一种心室复极异常的疾病，表现为心电图上 QT 间期延长，这种 QT 间期延长可能是先天的也可能是获得性的，伴或不伴有先天性耳聋。心律失常的特征是发作多形性 VT，又称做尖端扭转型 VT。到目前为止，在 8 个 LQTS 致病基因上共发现突变位点 350 多个。特异性的基因型不同，临床发病特征不同。LQT1 患者的心脏事件 62％ 发生在运动时，只有极少数患者 3％ 在睡眠/休息时发病；与此相反，LQT3 只有 13％ 的心脏事件发生在运动时，而 39％ 发生在睡眠/休息时。LQT2 患者介于中间。LQTS 的标准治疗是抗肾上腺素能治疗（β 受体阻滞剂，左心交感神经切除），少数需要辅以起搏器或埋藏式心脏复律除颤器（ICD）治疗。β 受体阻滞剂是当今对有症状的 LQTS 患者的首选治疗，将 β 受体阻滞剂用到患者可耐受的最大剂量，是治疗的关键。起搏器通过预防窦性停搏或心动过缓增加了对 LQTS 患者处理的有效性，但它不能作为 LQTS 的唯一治疗措施，通常联合应用 β 受体阻滞剂。如果患者在接受充分剂量的 β 受体阻滞剂和左心交感神经切除术（LCSD）治疗后仍有晕厥发作，或在 β 受体阻滞剂治疗期间有心脏骤停（需要复苏）发生，或记录到首次心脏事件是心脏骤停，应置入 ICD。

4) 短 QT 间期综合征：短 QT 综合征患者心电图特点是具有短的 QT 间期，临床表现可以无症状、或房颤，反复晕厥甚至猝死。目前发现 3 个编码钾离子通道的基因与短 QT 综合征有关。ICD 治疗可以保证患者生命安全，特别对于猝死幸存者或既往有过晕厥发作的患者更应将 ICD 作为首选治疗。

## 心室扑动和心室颤动

**【概述】**

心室扑动和心室颤动是更为严重的室性心律失常，导致血流动力学衰竭和心源性死亡。心室扑动和快速的 VT 区分十分困难，通常只有学术上的意义。临床上典型的心室扑动并不常见，因为心室扑动会迅速退变为心室颤动导致猝死。心源性猝死占每年死亡人数的 15%，占冠心病死亡的 50%，美国每年有350 000～400 000 人发生心源性猝死。院外发生的心脏骤停经复苏的患者中75% 为心室颤动，通常发生之前有 VT。75% 经复苏的心源性猝死患者存在较重的冠状动脉疾病，其次为严重心功能不全。心室扑动和心室颤动预后极差，因多数发生于院外，即使在便携式自动外部除颤器（AED）和初级心肺复苏技术较为普及的美国，能抢救成功并转送医院的比例也仅为 1%～15%。

**【临床表现】**

许多心脏性和非心脏性原因均可导致心室颤动和心源性猝死，但大部分患者均有器质性心脏病，尤其是慢性冠心病。故发生心源性猝死前患者多有相应的基础心脏疾病表现，如冠心病、肥厚型和扩张型心肌病、致心律失常性右心室心肌病、充血性心衰等的临床表现。有些患者有晕厥、心悸等室性心律失常发生的病史。通常没有前驱症状，即使出现症状也是非特异性的，包括胸部不适、心悸、气短及虚弱。一旦发生可造成晕厥、意识丧失、抽搐、呼吸停止，抢救不及时最终死亡。

**【诊断要点】**

1. 既往基础疾病和诱因的诊断 心源性猝死绝大部分发生于器质性心脏病患者，如冠心病、肥厚型和扩张型心肌病、致心律失常性右心室心肌病、充血性心衰等，通过相应的检查了解患者的基础疾病及严重程度有助于预测猝死的发生。与遗传相关的疾病如离子通道病、肥厚型心肌病可能提供阳性家族史。有些诱因也有助于诊断，如胸前受到撞击而猝死要怀疑心脏震击综合征。

2. 体表心电图和动态心电图 心室扑动的心电图特点为规则的、连续的波形，通常振幅较大，图形很像连续的正弦波，不能区分 QRS 波群、ST 段和T 波。频率常大于 200 次/分，与 VT 的鉴别主要根据波形而不是频率，如果不能识别单个的 QRS 波群就诊断为心室扑动。心室颤动是指心脏混乱的、非同步的、碎裂电活动。心电图表现为各个波的振幅和形态均不规则。不能识别 P波、QRS 波群和 T 波，频率常在 150～500 次/分之间。长时间的心电监测，尤其是埋藏式闭环事件记录仪可明确不明原因的晕厥是否由严重室性心律失常所致。但临床只能在偶然的情况下才能记录到。更重要的是识别室颤高危患者。

3. 其他 基因检查有助于与遗传相关的如离子通道病的诊断。心脏的运动或药物负荷试验、无创和有创电生理检查对于明确诊断和预测猝死均有意义（具体见"VT 的诊断要点"）。

【治疗方案和原则】

心室扑动和心室颤动治疗的原则是立即心肺复苏（CPR）和电转复，预防复发和心源性猝死。一旦明确心脏骤停，应立刻根据目前 CPR 指南的建议步骤进行 CPR，并尽快获得体外除颤器。如是快速室性心律失常引起的心脏骤停，当用单相除颤器 360J 或双相除颤器 200J 除颤，仍有复发者可用静脉胺碘酮稳定节律。如果有导致心脏骤停的可逆病因和诱因，包括低氧、电解质紊乱、机械因素和容量不足等，在复苏后进一步生命支持中给予纠正。当心脏骤停超过 5 分钟，在除颤前先行短时 CPR（小于 90～180 秒）。除少数可纠正的因素导致的快速性室性心律失常，如电解质紊乱、心肌缺血等，均应根据 ICD 治疗指南适应证置入 ICD（具体见心脏骤停与心脏性猝死章节）。

# 第五节　心脏传导阻滞

冲动在心脏传导系统的任何部位传导时均可发生减慢或阻滞。如发生在窦房结与心房之间，称为窦房传导阻滞。在心房与心室之间，称房室传导阻滞。位于心房内，称房内阻滞。位于心室内，称为室内阻滞。关于窦房传导阻滞已在本章第一节中介绍，本节重点介绍房室传导阻滞及室内传导阻滞。

## 房室传导阻滞

【概述】

房室传导阻滞（房室阻滞）是指房室交界区脱离了生理不应期后，心房冲动传导延迟或不能传导至心室。可发生在房室结、希氏束及束支系统等不同部位。分为不完全性和完全性两类，前者包括一度和二度房室阻滞，后者又称三度房室阻滞。

在正常人可以出现一度房室传导阻滞；正常人或运动员可发生二度Ⅰ型房室阻滞，与迷走神经张力增高有关，常为短暂性。其他导致房室阻滞的病变有：①以各种原因的心肌炎最常见，如风湿性、病毒性心肌炎，心内膜炎等；②各种器质性心脏病如冠心病、风湿性心脏病、心肌病及先天性心脏病等；③药物：洋地黄和其他抗心律失常药物，如β受体阻滞剂、维拉帕米、地尔硫草、胺碘酮等，多数停药后，房室传导阻滞消失；④电解质紊乱，如高血钾等；⑤特发性的传导系统纤维化、退行性变等；⑥心脏肿瘤、外伤及心脏外科手术时误伤或波及房室传导组织可引起房室传导阻滞。

【临床表现】

1. 一度房室阻滞患者通常无症状。听诊时心尖部第一心音减弱。

2. 二度房室传导阻滞患者可有心搏暂停感觉，心跳可变慢、不规律或两者都有，可能会引起心悸、乏力、心功能不全、头晕或晕厥等症状。听诊时可有第一心音减弱及心搏脱漏。

3. 三度（完全性）房室传导阻滞时，心房至心室间冲动的传导被完全阻断，心脏另一部分组织充当起搏点以建立心室节律，较正常起搏点的心率慢，而且经常不规律、不可靠。因此，三度房室传导阻滞常导致疲倦、乏力、心绞痛、头晕或晕厥等症状，这取决于是否建立了心室自主节律及心室率和心肌的基本情况。自主节律点较高如恰位于希氏束下方，心室率较快达 40～60 次/分，患者可能无症状。双束支病变者心室自主节律点低，心室率慢在 40 次/分以下，可出现心功能不全和脑缺血综合征（Adams-Stokes Syndrome，阿-斯综合征），患者可出现短暂性意识丧失甚至抽搐，严重者可猝死。如果心室自主节律未及时建立则出现心室停搏。心室率缓慢常引起收缩压升高和脉压增宽。三度房室阻滞的第一心音强度经常变化，不规则地出现响亮的第一心音。第二心音可有反常分裂。每搏量增大产生肺动脉瓣区收缩期喷射性杂音和第三心音。当心房与心室同时收缩时，颈静脉出现巨大 a 波。

【心电图表现】

1. 一度房室阻滞　心房至心室间冲动的传导被轻度延迟。表现为：①每个 P 波后，均有 QRS 波群；②PR 间期＞0.20 秒（图 2-2）。

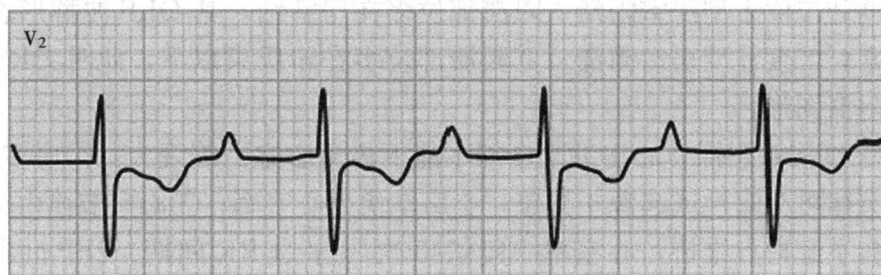

**图 2-2　一度房室传导阻滞**

2. 二度房室阻滞　部分心房激动不能传至心室，一些 P 波后没有 QRS 波群，房室传导比例可能是 2∶1；3∶2；3∶1；4∶3 等。通常将二度房室阻滞分为Ⅰ型和Ⅱ型，二度Ⅰ型房室阻滞又称文氏现象，或称莫氏Ⅰ型；二度Ⅱ型房室阻滞又称莫氏Ⅱ型。

（1）二度Ⅰ型房室阻滞-文氏现象：是最常见的房室阻滞类型，心房冲动的传导逐渐受阻。表现为：①PR间期进行性延长，直至P波受阻不能下传至心室；②RR间期进行性缩短，直至P波不能下传心室；③包含受阻P波的RR间期<2 PP间期（图2-3）。

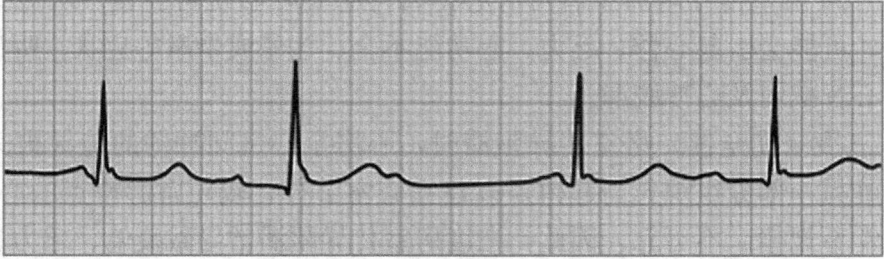

图2-3　二度Ⅰ型房室传导阻滞

（2）二度Ⅱ型房室阻滞-莫氏Ⅱ型：心房冲动的传导突然受阻。表现为：①PR间期恒定不变，可正常或延长；②QRS波群有间期性脱漏，阻滞程度可经常变化（图2-4）。

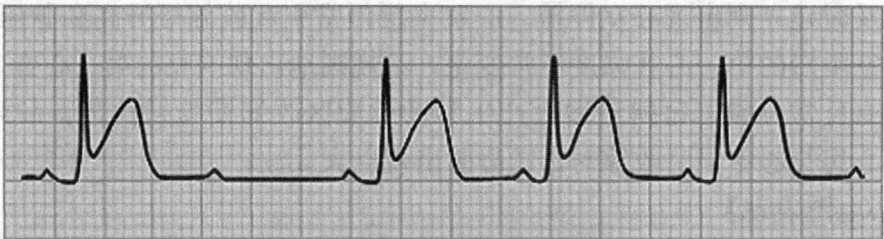

图2-4　二度Ⅱ型房室传导阻滞

一度和二度Ⅰ型房室阻滞，阻滞部位多在房室结，其QRS波群形态与时限均正常；二度Ⅱ型房室阻滞，其阻滞部位多在希氏束以下，此时QRS波群呈束支阻滞图形。

3. 三度房室阻滞　心房冲动全部不能下传至心室。表现为：①房室分离；②心房节律可为窦性或起源于异位，心房率快于心室率；③心室节律由交界区或心室自主起搏点维持，心室率一般<45次/分；④RR间期>2PP间期（图2-5）。另外，心房率一般不宜超过135次/分，因心房率>135次/分时，不能除外生理不应期引起的干扰性分离。房颤时心室率<45次/分且室律匀齐也应考虑三度房室阻滞。

QRS波群的形态主要取决于阻滞的部位，如阻滞位于希氏束分支以上，QRS波群不增宽。如阻滞位于双束支，QRS波群增宽或畸形。

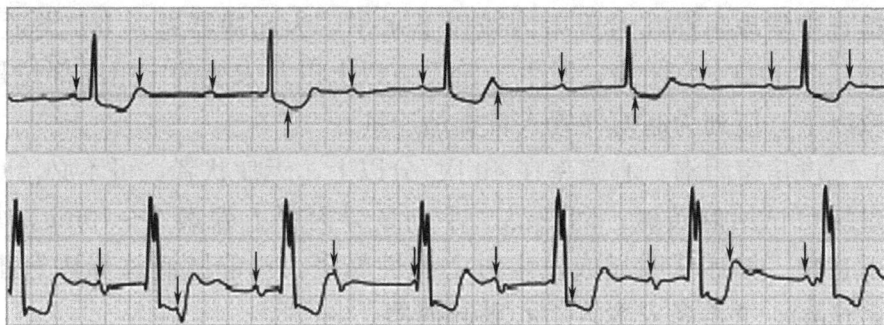

**图 2-5 三度房室传导阻滞**

【治疗方案及原则】

1. 首先针对病因进行，如用抗生素治疗急性感染，肾上腺皮质激素抑制非特异性炎症，阿托品等解除迷走神经的作用；停止应用导致房室传导阻滞的药物，如用氯化钾静脉滴注治疗低血钾等。

2. 药物治疗 阿托品（0.5～2.0mg，静脉注射）适用于阻滞位于房室结的患者。异丙肾上腺素（1～4μg/min 静脉滴注）适用于任何部位的房室阻滞，但急性心肌梗死患者慎用。药物治疗适用于无心脏起搏条件的应急情况，条件许可时应及早给予临时性或永久性心脏起搏器治疗。

3. 起搏治疗 房室阻滞的起搏器置入原则几乎与病窦完全一样，即症状性房室阻滞。包括症状性一度、二度和三度房室阻滞。

4. 不同程度和类型的房室阻滞的具体治疗方案及原则。

（1）一度房室阻滞：急性一度房室阻滞多是由于心脏的病变或药物中毒所致，需针对病因治疗，较快地控制病情的发展；慢性一度房室阻滞常不需要治疗，但应注意避免使用加重传导延迟的药物。另外，一度房室阻滞是否需要治疗取决于 PR 间期延长的程度和对心功能的影响。PR＜0.35 秒，一般对心功能无明显影响，不需要特殊处理。当 PR 间期持续过度延长（＞0.35 秒）时，可引起二尖瓣反流及心功能不全。这时需要给以治疗，可置入双腔起搏器，通过程控 AV 间期，使二尖瓣反流减少或消失，改善心功能。

（2）二度房室阻滞：Ⅰ型房室阻滞的阻滞部位多位于房室结，常是良性的，预后较好，无需特殊治疗；Ⅱ型房室阻滞的阻滞部位几乎均位于希-浦系内，易发展成三度房室阻滞，常需要起搏治疗。

任何阻滞部位和类型的二度房室阻滞产生的症状性心动过缓为起搏器置入Ⅰ类适应证。无症状的二度Ⅱ型房室阻滞，心电图表现为宽 QRS 波，应列为起搏器置入Ⅰ类适应证。无症状的二度Ⅱ型房室阻滞，心电图表现为窄 QRS 波，为起搏器置入Ⅱa 类适应证。无症状的二度Ⅰ型房室阻滞，因其他原因行电生理检查中发现阻滞在希氏束内或以下水平，为起搏器置入Ⅱa类适应证。无症状的二度Ⅰ型房室阻滞，发生于希氏束以上以及未能确定阻滞部位是在希氏束内或以下，应列为起搏器置入Ⅲ类适应证。

（3）三度房室阻滞：心室率在40次/分以上，无症状者，可不必治疗，如心室率过缓可试给麻黄碱、阿托品、小剂量异丙肾上腺素5～10mg，每日4次，舌下含化。如症状明显或发生过心源性晕厥，可静脉滴注异丙肾上腺素（1～4μg/min），并准备安置人工心脏起搏器。

任何阻滞部位的三度房室传导阻滞伴有下列情况之一者：①有房室阻滞所致的症状性心动过缓（包括心力衰竭）；②需要药物治疗其他心律失常或其他疾病，而所用药物又能导致症状性心动过缓；③虽无临床症状，但业已证明心室停搏＞3秒或清醒状态时逸搏心率＜40次/分；④射频消融房室交界区导致的三度房室阻滞；⑤心脏外科手术后发生的不可逆性房室阻滞；⑥神经肌源性疾病伴发的房室阻滞。无论是否有症状均列为起搏器置入Ⅰ类适应证，因为传导阻滞随时会加重。

任何部位无症状的三度房室阻滞，清醒时平均心率≥40次/分，尤其是伴有心肌病和左心功能不良，应列为起搏器置入Ⅱa类适应证。

三度房室传导阻滞患者在紧急情况下，需要安临时心脏起搏器进行抢救，稳定后再安装永久心脏起搏器。当某些病因去除后心律可以恢复正常时，例如急性心肌梗死后或停用地高辛后，也可以只安装临时心脏起搏器。预期可以恢复且不再复发的房室传导阻滞为起搏器置入Ⅲ类适应证。

## 室内传导阻滞

【概述】

心室内传导阻滞（室内阻滞）是指希氏束分支以下的室内传导系统或心室肌发生传导障碍，一般分为左、右束支传导阻滞，左束支分支即左前分支、左后分支阻滞，浦肯野纤维及心室肌发生的前向传导延缓或中断。

右束支阻滞可见于正常人，其发生率随年龄而增加，也常发生于各种器质性心脏病及传导系统的退行性疾病等，亦可见于肺栓塞，还可见于先天性心脏病手术治疗后。

左束支较粗分支也早，左束支阻滞常表示有弥漫性的心肌病变。最常见的病因为冠心病、高血压性心脏病，也见于风湿性心脏病、主动脉瓣钙化狭窄、充血性心力衰竭、心肌病等，也可见于奎尼丁与普鲁卡因胺中毒，极少见于健康人。左束支又分为左前分支及左后分支两支，左前分支较细，仅接受左前降支的血供，故易受损；而左后分支较粗，接受左冠前降支及右冠后降支的双重血液供应，不易发生传导阻滞，如出现多表示病变严重。

双束支或三分支传导阻滞是严重心脏病变引起，包括急性心肌梗死、心肌炎及原因不明的束支纤维化，容易发展成完全性房室阻滞。

【临床表现】

单支、双支阻滞通常无临床表现。完全性三分支阻滞的临床表现与完全性房室阻滞相同。

单支、双支阻滞间可听到第一、二心音分裂。完全性三分支阻滞心率常极为缓慢。

临床上除心音分裂外无其他特殊表现。诊断主要依靠心电图。

【心电图表现】

1. 完全性右束支阻滞 ①QRS时限≥0.12秒；②$V_1$、$V_2$导联呈rsR'，r波狭小，R'波粗钝；③$V_5$、$V_6$导联呈qRs或Rs，S波宽；④Ⅰ导联有明显增宽的S波、aVR导联有宽R波；⑤T波与QRS主波方向相反。不完全性右束支阻滞图形与上述相似，但QRS时限<0.12秒（图2-6）。

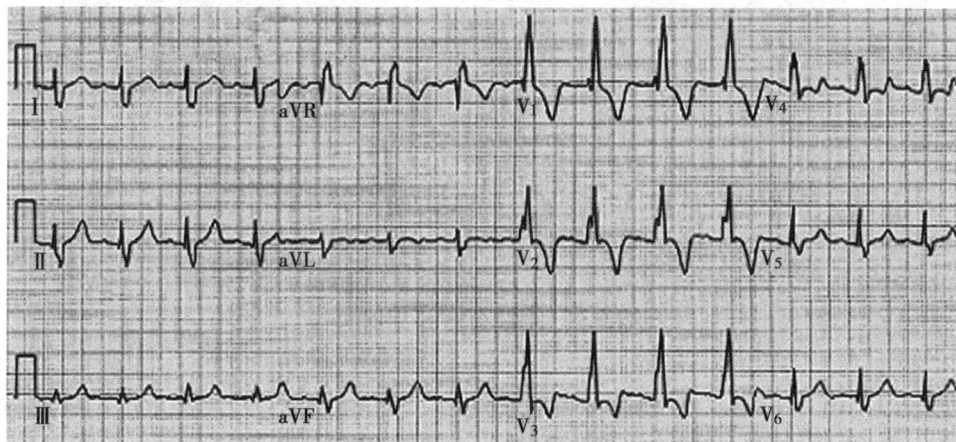

图2-6 完全性右束支传导阻滞

2. 完全性左束支阻滞 ①QRS时限≥0.12秒；②$V_5$、$V_6$导联R波宽大，顶部粗钝或有切迹（M形R波），其前方无q波；③$V_1$、$V_2$导联多呈宽阔QS或rS波形，S波宽大；④Ⅰ导联R波宽大或有切迹；⑤T波与QRS主波方向相反。不完全性左束支阻滞图形与上述相似，但QRS时限<0.12秒（图2-7）。

3. 左前分支阻滞 ①额面平均QRS电轴左偏达$-45°\sim-90°$；②Ⅰ、aVL导联呈qR波形，$R_{aVL}>R_I$；③Ⅱ、Ⅲ、aVF导联呈rS波形，$S_Ⅲ>S_Ⅱ$；④QRS时限正常或稍延长，<0.12秒，aVL的室壁激动时间可延长，大于0.045秒，$V_{1\sim3}$的r波低小呈rS，$V_5$、$V_6$可出现较深的S波。（图2-8）。

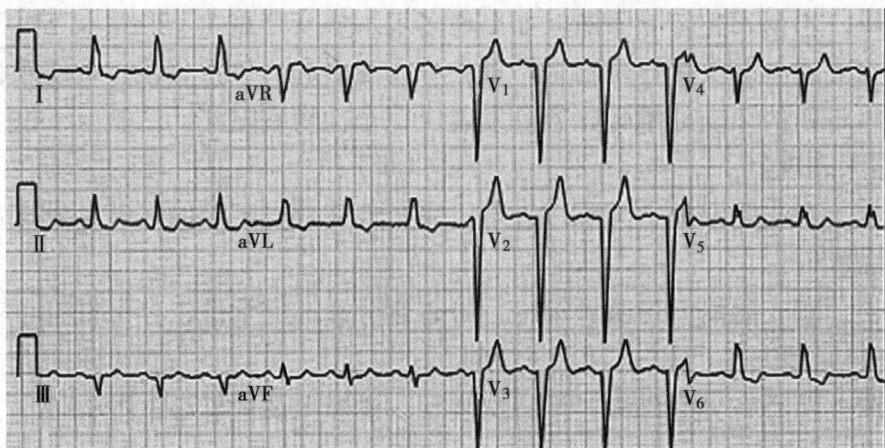

**图 2-7　完全性左束支传导阻滞**

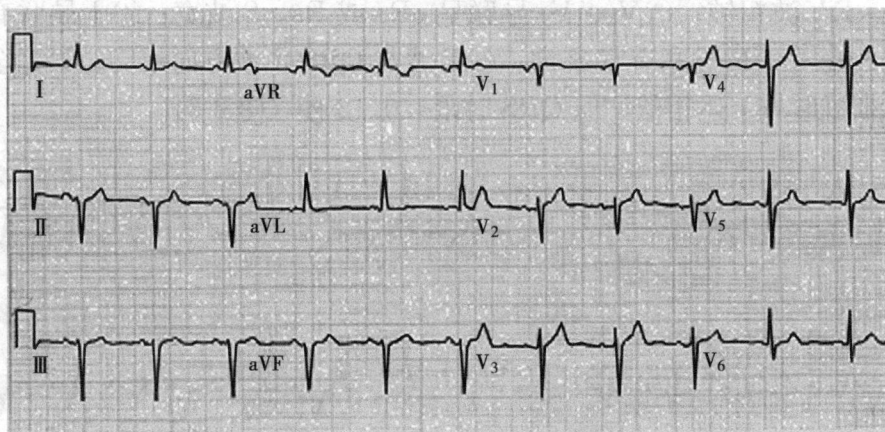

**图 2-8　左前分支传导阻滞**

4. 左后分支阻滞　①额面平均 QRS 电轴右偏达＋90°～＋120°；②Ⅰ、aVL 导联呈 rS 波形；Ⅱ、Ⅲ、aVF 导联呈 qR 波形，且 $R_Ⅲ＞R_Ⅱ$；③QRS 时限＜0.12 秒（图 2-9）；并除外常见引起电轴右偏的病变如右心室肥厚、肺气肿、侧壁心肌梗死等。

5. 双束支传导阻滞　双束支传导阻滞是指左、右束支主干部位传导发生障碍引起的室内传导阻滞。每一侧束支传导阻滞有一、二及三度之分。若两侧阻滞程度不一致，必然造成许多形式的组合，出现间歇性、规则或不规则的左、右束支传导阻滞，可同时伴有房室传导阻滞。如果两侧束支同时出现三度传导阻滞，则表现为完全性房室阻滞。

6. 双分支与三分支传导阻滞　前者指室内传导系统三分支中的任何两分支同时发生阻滞。不同阻滞部位导致不同心电图表现。

（1）右束支合并左前分支传导阻滞：临床上多见，心电图特点（图 2-10）：

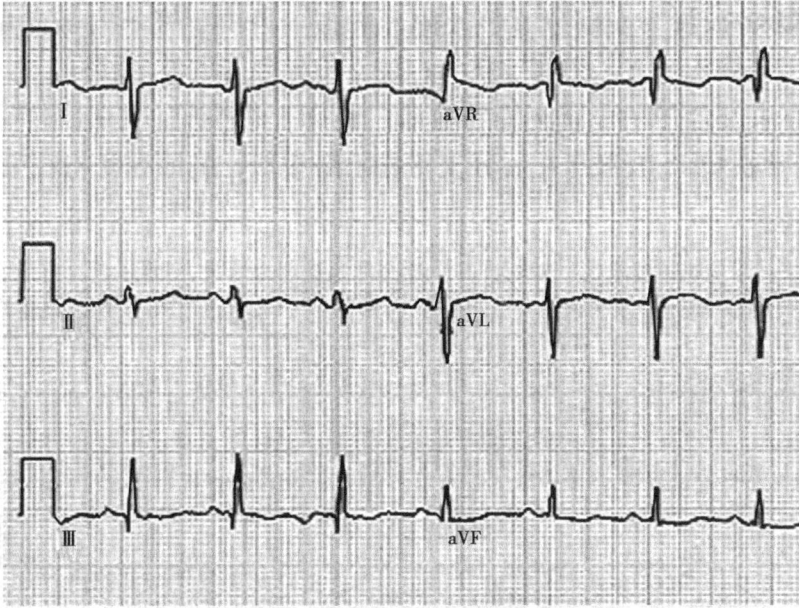

图 2-9 左后分支传导阻滞

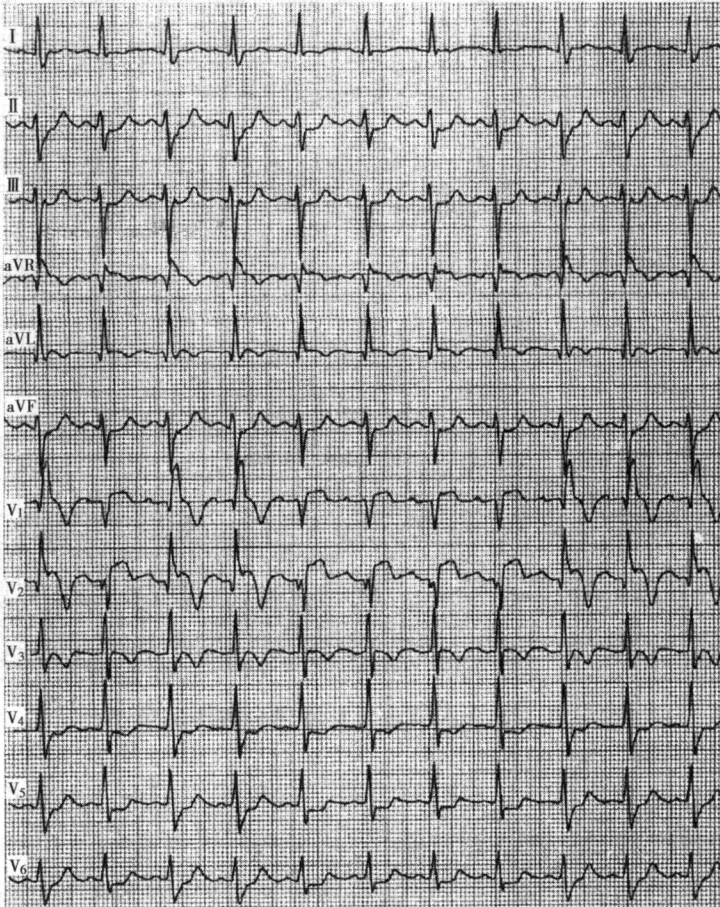

图 2-10 间歇性右束支合并左前分支阻滞

肢体导联 QRS 波群与左前分支传导阻滞相似，但由于终末附加向量，故 Ⅲ、aVF 导联出现终末 r 波，胸前导联与右束支传导阻滞的波形相同。

（2）右束支合并左后分支传导阻滞：临床上很少见，心电图特点（图 2-11）：肢体导联 QRS 波群与左后分支传导阻滞相似；胸前导联与右束支传导阻滞相似。

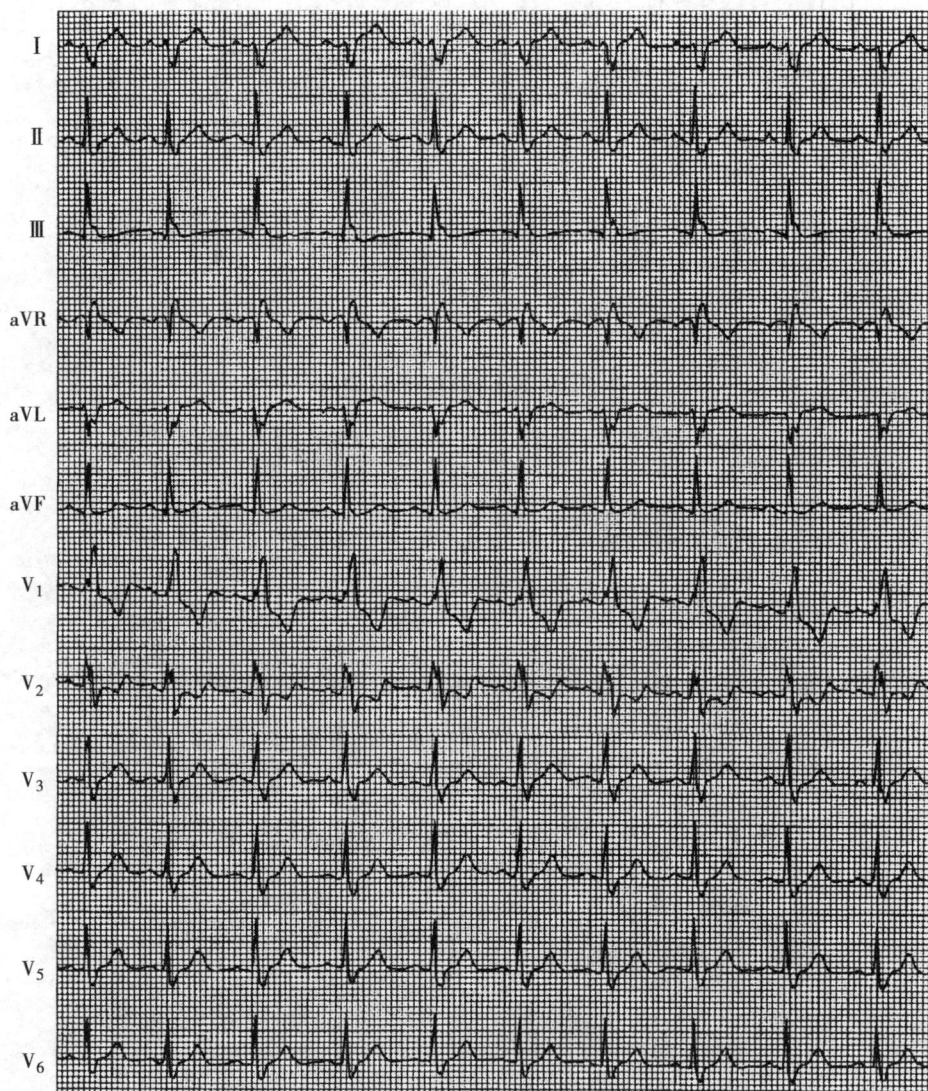

图 2-11　完全右束支合并左后分支传导阻滞

（3）左前分支合并左后分支传导阻滞：这种传导阻滞心电图很难诊断，只有在两支阻滞程度不同时诊断方能确立。

三分支传导阻滞指右束支、左前分支、左后分支均有阻滞证据（图 2-12），也可以为双分支阻滞合并一度房室传导阻滞。阻滞可呈永久性，也可呈间歇性；三分支的组织程度、传导比例、传导同步性可以相同，也可以不同，因此，心电图表现复杂多样。如果三分支同时发生完全阻滞，表现为三度房室阻滞。

7. 不定型室内传导阻滞与浦肯野纤维传导阻滞 不定型室内传导阻滞指激动在心室内的传导发生了阻滞，但确切部位难以确定。心电图可见 QRS 间期≥0.12 秒，波形既不符合完全性右束支传导阻滞，也不符合完全性左束支传导阻滞的特征。多见于广泛心肌病患者，病变多累及双侧束支，预后较单支传导阻滞为差。

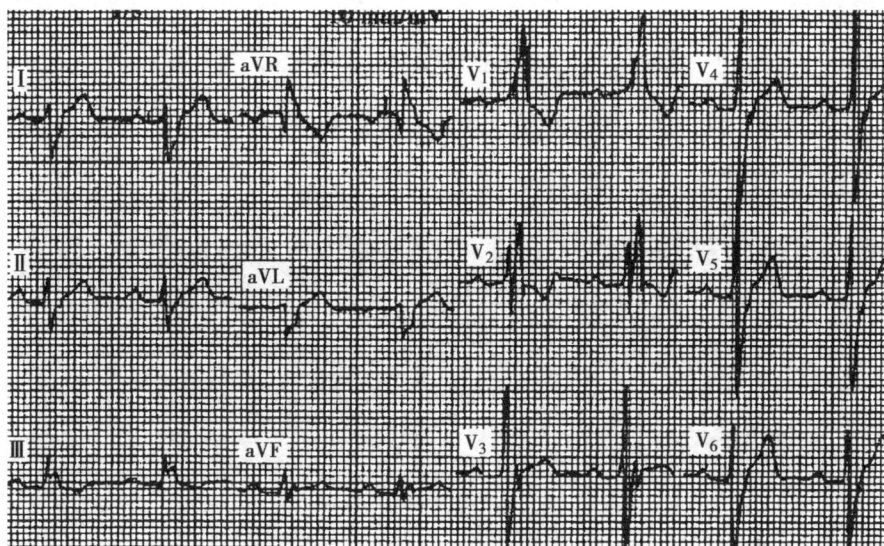

**图 2-12 三分支传导阻滞**

浦肯野纤维在心室内膜深层广泛交织形成浦肯野纤维网，使激动得以在心室内迅速传布，其阻滞的心电图可见 QRS 波群钝挫、切迹，多表现左束支传导阻滞的特点，可伴有 T 波及 QT 间期延长。

【治疗方案及原则】

慢性单侧束支阻滞者如无症状无需治疗。双分支与不完全性三分支阻滞不必预防性起搏治疗。急性前壁心肌梗死发生双分支、三分支阻滞，或慢性双分支、三分支阻滞，伴有晕厥或阿-斯综合征发作者，应及早考虑心脏起搏治疗。

双分支或三分支阻滞伴间歇性三度房室阻滞或伴二度Ⅱ型房室阻滞以及双侧束支阻滞，均列为起搏器置入Ⅰ类适应证。双分支或三分支阻滞患者，虽未证实晕厥由房室阻滞引起，但可排除由于其他原因（尤其是 VT）引起的，或虽无临床症状，但电生理检查发现 H-V 间期≥100 毫秒，或者电生理检查时，由心房起搏诱发希氏束以下非生理性阻滞，均列为起搏器置入Ⅱa类适应证。神经肌源性疾病伴发的任何程度的分支阻滞，无论是否有症状，因为传导阻滞随时会加重，故列为起搏器置入Ⅱb类适应证。分支阻滞无症状或不伴有房室阻滞，以及分支阻滞伴有一度房室阻滞，但无临床症状，则均列为起搏器置入Ⅲ类适应证。

# 第三章 心脏骤停与心脏性猝死

【概述】

心脏性猝死是在急性症状发生后 1 小时内突然发生意识丧失的因心脏原因导致的自然死亡。冠心病是导致心脏性猝死最主要的原因，尤其是心肌梗死后 1 年内。除冠心病外，心脏性猝死的第二大病因是心肌病。此外，一些先天性或遗传性疾病导致的原发性心电异常也是猝死的原因，包括：长 QT 综合征、Brugada 综合征、马方综合征等。心脏性猝死发生的主要病理机制是冠状动脉痉挛或微血栓所引起的急性心肌缺血进而产生严重心律失常，室颤是猝死的具体表现。产生室颤的电生理基础是心肌缺血使心电活动不稳定和心肌折返激动。

【临床表现】

猝死的临床表现框架分为 4 个组成部分：

1. 前驱症状 新的血管症状的出现或原有的症状加重，如胸闷或心前区不适、典型的心绞痛、心慌、气短或乏力等，发生在终末事件之前的数天、数周或数月，但这些症状既不敏感也缺乏特异性。

2. 终末事件的发生 急骤发生的心悸或心动过速、头晕、呼吸困难、软弱无力或胸痛。时间非常短暂，患者往往不能回忆起晕厥发生之前的症状。终末事件的发生代表了心脏的结构性异常与功能性影响之间的相互作用，其结果是易于产生心律失常及心肌代谢环境的改变。

3. 心脏骤停 由于脑血流量不足而致的意识突然丧失、呼吸停止和脉搏消失。其心电机制是室颤（60%～80%）、缓慢心律失常或心脏停搏（20%～30%）、持续 VT（5%～10%）。其他少见机制包括电机械分离、心室破裂、心脏压塞、血流的急性机械性阻塞（大的肺动脉栓塞）以及大血管的急性事件（大动脉穿孔或破裂）等。

4. 生物学死亡 如不进行治疗干预，持续 4～6 分钟的室颤引起不可逆的大脑损害。在猝死后 4 分钟内开始进行复苏术成活的可能性是很大的。8 分钟内若缺乏生命支持治疗措施，即刻复苏和长时间存活几乎不可能。

【诊断要点】

1. 突然意识丧失伴有抽搐，多发生在心脏停跳后 10 秒内。

2. 大动脉如颈动脉、股动脉搏动消失，血压测不到。

3. 心音消失。

4. 呼吸呈叹息样，随即停止。

5. 瞳孔散大，对光反应迟钝或消失，多在心脏停跳后 30~60 秒后出现。

【治疗方案及原则】

现场抢救心肺复苏（CPR）是提高存活率的关键。2005 年国际复苏联盟（LCOR）和美国心脏协会（AHA）重新修订了心肺复苏和心血管急救指南，更强调早期、高质量 CPR，以提高心脏骤停患者的生存率。

1. 开放气道（airway） 使用抬颏-仰头法帮助无意识患者开放气道，在头颈部有损害时考虑使用托颌法；用指套或纱布保护手指去除患者口中分泌液体，清除固体物时可用另外一只手分开舌和下颏。

2. 人工呼吸（breath） 最初的口对口人工呼吸应缓慢吹气，时间应在 2 秒以上，判断吹气有效的直接方法是见胸部有抬高。如心肺复苏 5 分钟尚未见效，应及早做气管插管，连接人工呼吸器。

3. 人工循环（circulation） ①心前叩击转复：在胸骨中部心前区拳击 2~3 次，如无复跳迅速做胸外按压；②胸外心脏按压：按压部位为患者的胸骨下半部，按压频率 100 次/分。无论单人操作还是双人操作，按压与通气的比率均由原来的 15：2 改为 30：2（胸外按压 30 次再行人工呼吸 2 次，周而复始）。

4. 电除颤 凡有室颤者应立即电除颤，"盲目"除颤可使复苏率明显提高。仅进行 1 次双相波电击，以保持心脏按压的连续性。

5. 复苏药物 肾上腺素为一线用药，因能使室颤波变粗，有利于除颤；胺碘酮是复苏的首选抗心律失常药物；阿托品在心动过缓时用，如无效给予临时起搏；多巴胺、间羟胺在低血压时用。

6. 复苏后支持治疗 包括治疗原发病（如急性心肌梗死、心律失常、水电解质平衡紊乱等）；保护脑细胞，防止脑水肿（甘露醇脱水、低温疗法、激素的应用等）；纠正酸中毒（碳酸氢钠用于有高钾血症、酸中毒、三环类抗抑郁药过量以及长时间心脏停搏的患者）；维持有效循环（多巴胺、间羟胺、肾上腺素等，药物无效可应用主动脉内气囊反搏术）；维持呼吸功能（给氧、机械通气、呼吸兴奋剂如洛贝林、尼可刹米、二甲弗林）；防治肾衰竭；防止继发感染等。

（李小鹰）

# 第四章　先天性心血管疾病

先天性心血管疾病（congenital cardiovascular diseases）是由于胎儿的心脏在母体内发育有缺陷或部分发育停顿所造成的畸形。病儿出生后可发现心血管病变，其中一些先天性畸形其血流动力学障碍通过自我调节和代偿可自然存活至成年。

## 房间隔缺损

【概述】

房间隔缺损（ASD）是成人最常见的一种先天性心脏病，女性多于男性，男女之比为 1∶2，且有家族遗传倾向。房间隔缺损一般分为原发孔缺损和继发孔缺损。前者实际上属于部分心内膜垫缺损，常同时合并二尖瓣和三尖瓣发育不良。后者为单纯房间隔缺损（包括卵圆窝型、卵圆窝上型、卵圆窝后下型以及单心房），临床更为多见，占 75%。由于左心房压力高于右心房，使血液由左向右分流，肺循环血流量（Qp）超过体循环血流量（Qs）。一般以 Qp/Qs 值分房间隔缺损的大小，Qp/Qs＜2∶1 者称之为小房间隔缺损，而 Qp/Qs ≥2∶1 者为大房间隔缺损。

【临床表现】

1. 呼吸困难　单纯房间隔缺损在儿童期大多无症状，随着年龄增长症状逐渐明显，活动性呼吸困难为主要临床表现。

2. 心悸、胸闷　多为室上性心律失常所致，特别是房扑、房颤，可使呼吸困难等症状明显加重。

3. 右心衰竭症状　由右心室慢性容量负荷过重所致，可出现腹胀、胃胀痛、腹泻、少尿、水肿等。

4. Eisenmenger 综合征　晚期因重度肺动脉高压出现右向左分流而有青紫，发生率约为 15%。

【诊断要点】

1. 有上述临床症状。

2. 肺动脉瓣区第二心音亢进并呈固定性分裂，并可闻及 2～3 级收缩期喷射性杂音。

3. 心电图显示右心前区导联 QRS 波呈 rSr′或 rSR′或 R 波伴 T 波倒置，电轴右偏，有时可有 P-R 延长。

4. X 线检查可见右心房、右心室增大，肺动脉段突出及肺血管影增加。

5. 超声心动图可见肺动脉增宽、右心房及右心室增大，剑突下心脏四腔图可显示房间隔缺损的部位及大小。彩色多普勒可显示分流方向，并可测定左右心室排血量，从而计算出 Qp/Qs 值。

6. 右心导管检查可排除其他合并畸形，同时可测定肺血管阻力。

【治疗方案及原则】

1. 介入治疗　目前，约 80％的继发孔型房间隔缺损可行经导管房间隔缺损封闭术。经导管房间隔缺损封闭术适应证为：①房间隔缺损最大伸展直径＜30mm；②缺损上下房间隔边缘不少于 4mm；③房间隔的整体直径应大于拟使用的补片直径；④外科修补术后残留缺损。经导管房间隔缺损封闭术的禁忌证为：①已有右向左分流者；②多发性房间隔缺损；③合并其他有介入禁忌的先天性心血管畸形。

2. 外科治疗　对所有单纯房间隔缺损已引起血流动力学改变，即已有肺血增多征象、房室增大及心电图表现者可行外科手术治疗。患者年龄太大已有严重肺动脉高压者手术治疗应慎重。

## 室间隔缺损

【概述】

室间隔缺损（VSD）在左、右心室之间存在一直接开口。根据国内统计，在成人先天性心血管疾病中，该病仅次于房间隔缺损占第二位。室间隔缺损解剖上可分为 4 型：Ⅰ型为嵴上型，缺损在肺动脉瓣下，常合并主动脉关闭不全，约占 5％；Ⅱ型为嵴下型或膜部缺损，最为常见，约占 80％；Ⅲ为房室通道型；Ⅳ型为肌型缺损。根据血流动力学变化的影响程度，症状轻重，临床分为大、中、小型室间隔缺损。小型室间隔缺损：在收缩期左右心室之间存在明显压力阶差，左向右分流量不大，Qp/Qs＜1.5，右心室及肺动脉压力正常，缺损面积一般＜0.5cm$^2$/m$^2$（BSA）。中型室间隔缺损：左、右心室之间分流量较大，Qp/Qs 为 1.5～2.0，但右心室收缩期压力仍低于左心室，缺损面积一般为 0.5～1cm$^2$/m$^2$（BSA）。大型室间隔缺损：左、右心室之间收缩期已不存在压力差，左向右分流量大，Qp/Qs＞2.0。常合并继发性肺血管阻塞性病变。

【临床表现】

临床表现一般与缺损大小及分流量多少有关。

1. 缺损小、分流量少者，通常无明显症状。

2. 缺损大伴分流量大者可有发育障碍、劳力性呼吸困难、心悸、乏力、咳嗽等，患者容易患呼吸道感染。

3. 严重者可发生心力衰竭。

4. 显著肺动脉高压发生双向分流或右向左分流者，可呈现青紫。

【诊断要点】

1. 有或无上述临床症状。

2. 胸骨左缘第三、四肋间有响亮粗糙的收缩期杂音。

3. 成人小室间隔缺损心电图可正常或在 $V_1$ 导联出现 rSr 图形；中等室间隔缺损可有左、右心室肥厚的表现；大室间隔缺损常以右心室肥厚图形为主。

4. 超声心动图可以确定诊断，同时可以测定缺损大小及部位，判断心室肥厚及心腔大小。运用多普勒技术还可测算跨隔及跨（肺动脉）瓣压差，推算 Qp/Qs 值。

5. 导管介入检查可排除多孔缺损或合并其他先天畸形。

【治疗方案及原则】

1. 内科治疗　主要应用强心、利尿和抗生素等药物控制心衰、防止感染或纠正贫血等。

2. 介入治疗　目前的研究结果表明，经导管室间隔缺损闭合术治疗室间隔缺损与外科手术治疗结果相似。经导管室间隔缺损闭合术适应证为：①肌部或部分膜部 VSD；②缺损口直径<10mm；③缺损口中点距主动脉瓣的距离大于缺损直径 2 倍以上。禁忌证：①相对禁忌证为不符合上述条件的单纯 VSD；②绝对禁忌证为已有右向左分流。

3. 外科治疗　成人小室间隔缺损 Qp/Qs<1.3 者一般不需要手术，但应随访观察；中度室间隔缺损 Qp/Qs 为 1.5～2 者应考虑手术，此类患者在成人中少见；介于以上两者之间 Qp/Qs 为 1.3～1.5 者仍应考虑手术治疗。大室间隔缺损伴明显肺动脉压增高，肺血管阻力>7Wood 单位者不宜手术（1Wood 单位=67±33dyn・s・cm$^{-5}$）。

# 动脉导管未闭

【概述】

动脉导管连接肺动脉总干与降主动脉，是胎儿期血液循环的主要渠道。出生后一般在数月内因废用而闭塞，如 1 岁后仍未闭塞，即为动脉导管未闭（PDA）。未闭动脉导管按形态常可分为管型、窗型、漏斗型，最长者可达 30mm，最短者仅 2～3mm，多数直径 5～10mm 不等。动脉导管未闭患者，大量左向右的血液分流，引起肺动脉高压，开始时为充血性肺动脉高压，如未能阻断分流，血管阻力进一步增高，成为阻塞性肺动脉高压。当肺动脉压力接近或者超过主动脉压力时，分流减少或停止，甚至肺动脉血逆流入主动脉，产生双向或者右向左的分流，从而出现青紫。该病在国外的病例统计中成年人此种畸形已罕见，因大多数儿童期已经手术治疗，国内北京安贞医院1993年统计成人先天性心脏病中此症仍占第3位，多见于女性，男：女为1：3。

【临床表现】

1. 分流量甚小即未闭动脉导管内径较小，临床上可无症状。

2. 中等分流量者患者常有乏力、活动后心悸、气喘胸闷、咳嗽、胸廓变形等。

3. 重度病例幼儿期即有吸奶时呼吸困难，反复发生呼吸道感染、发育障碍等。

4. 部分病例并发感染性心内膜炎。

5. 晚期发生心力衰竭。

【诊断要点】

1. 有或无上述症状出现。

2. 胸骨左缘第二肋间连续性机械样杂音。

3. 心电图可显示左心室大、左心房大改变，有肺动脉高压时，可出现右心房大、右心室大。

4. 胸部X线检查，在透视下所见肺门舞蹈征是本病的特征性变化。胸片可见肺动脉凸出，肺血增多，左心房及左心室增大。严重病例晚期心影较前减小，并出现右心室增大，肺野外带肺血减少。

5. 超声心动图显示未闭动脉导管，并可见左心室内径增大。彩色多普勒可测得存在于主动脉与肺动脉之间的收缩期与舒张期左向右分流。

6. 右心导管检查及逆行升主动脉造影可帮助了解肺血管阻力、分流情况及除外其他复杂畸形。

【治疗方案及原则】

因本病容易并发感染性心内膜炎，故即使分流量不大亦应及早争取介入或手术治疗。

1. 介入治疗　目前介入治疗已成为PDA的常规治疗。绝大多数病例均可经介入封堵，可根据不同年龄、不同未闭导管的类型选择不同的封堵器械。比较常用的是镍钛合金封堵器封堵法及弹簧栓子法。镍钛合金封堵器封堵法的适应证为：①左向右分流、不合并需外科手术的心脏畸形PDA；PDA最窄直径≥2mm；年龄通常≥6个月；体重≥4kg；②外科术后残余分流。镍钛合金封堵器封堵法的禁忌证为：①依赖PDA存在的心脏畸形；②严重肺动脉高压并已导致右向左分流；③败血症，或封堵术前 1 个月内患有严重感染；④活动性心内膜炎，心内有赘生物；⑤导管插入途径有血栓形成。弹簧栓子法的适应证为：①左向右分流不合并需外科手术的心脏畸形的 PDA；PDA 最窄直径，单个 Cook 栓子≤2mm，单个可控螺旋弹簧栓子封堵器（pfm）栓子≤3mm；年龄通常≥6 个月；体重≥4kg；②外科术后残余分流。弹簧栓子法的禁忌证为：①窗型 PDA；②余同镍钛合金封堵器封堵法的禁忌证。

2. 外科治疗  合并其他畸形需要外科治疗者，或动脉导管过粗，患儿血管不适合放置较粗的输送鞘管者可考虑行外科手术治疗。由于长期左向右分流，引起严重的肺血管病变，合并重度肺动脉高压、造成右向左分流为主的 Eisenmenger 综合征者，应为外科手术的绝对禁忌。

## 肺动脉瓣狭窄

【概述】

先天性肺动脉瓣狭窄指肺动脉瓣、瓣上或瓣下有狭窄。此种先天性畸形常单独出现，发病率较高，特别在成人先天性心脏病中可达 25%。根据狭窄的部位可分为 3 型：瓣膜型表现为瓣膜肥厚，瓣口狭窄，重者瓣叶可融合成圆锥状；瓣下型为右心室流出道漏斗部肌肉肥厚造成梗阻；瓣上型指肺动脉主干或主要分支有单发或多发性狭窄，此型较少见。临床上一般根据右心室压力高低来判断病情轻重，如右心室收缩压<50mmHg 为轻型，>50mmHg 但未超过左心室收缩压者为中型；超过左心室收缩压者为重型。右心室压力越高表明肺动脉瓣狭窄越重，而狭窄上下压力阶差也必然越大。

【临床表现】

1. 轻症肺动脉瓣狭窄可无症状。

2. 重者在活动时有呼吸困难及疲倦。

3. 严重狭窄者可因剧烈活动而导致晕厥甚至猝死。

【诊断要点】

1. 有或无上述症状出现。

2. 胸骨左缘第二肋间可听到响亮的收缩期喷射样杂音。

3. 心电图可出现电轴右偏、右心室肥大、右心房增大，也可见不完全性右束支传导阻滞。

4. 胸部 X 线检查可见肺动脉段突出，肺血管影细小，肺野异常清晰；右心尖左移上翘、心影明显增大。

5. 超声心动图可见肺动脉瓣狭窄的征象是诊断的重要依据。

6. 右心导管及右心室造影可明确狭窄部位及程度。

【治疗方案及原则】

1. 介入治疗 经皮球囊肺动脉瓣成形术（PBPV）是单纯肺动脉瓣狭窄的首选治疗方法。PBPV 的适应证为：①以单纯肺动脉瓣狭窄伴有狭窄后扩张者效果最佳；②狭窄的程度以跨瓣压差为标准，目前趋向于≥40mmHg；③肺动脉瓣狭窄，经手术治疗后出现再狭窄者；④作为复杂性先天性心脏病的手术前缓症治疗，或不能接受手术者的姑息治疗，如肺动脉瓣狭窄合并房间隔缺损等。禁忌证为：①肺动脉瓣下狭窄即右心室流出道漏斗部狭窄者；②肺动脉瓣上狭窄瓣膜发育不良，无肺动脉狭窄后扩张者。

2. 外科治疗 对于不能施行球囊扩张或球囊扩张失败的病例，可进行外科手术治疗。手术均需要在体外循环下切开狭窄瓣膜或切除漏斗部肥厚部分。

# 先天性主动脉瓣狭窄

【概述】

先天性主动脉瓣狭窄可为单叶式、二叶式或三叶式，少见的为四叶式。50%的先天性主动脉瓣狭窄为二叶式，30%为三叶式。此两种瓣叶畸形在儿童期瓣口可无明显狭窄，但异常的瓣叶结构由于涡流冲击发生退行性变，引起瓣叶增厚、钙化、僵硬，最终导致瓣口狭窄，还可合并关闭不全。成人以先天性二叶主动脉瓣最为常见。由于畸形所致湍流对瓣叶的长期创伤引起纤维化和钙化，形成椭圆或窄缝形狭窄瓣口，为成人孤立性主动脉瓣狭窄的常见病因。

【临床表现】

瓣膜功能正常时可无任何症状体征。瓣膜功能出现狭窄或关闭不全时表现为相应的症状，如活动后气急、心悸、乏力等，重症者可有心绞痛或晕厥，甚至突然死亡。

【诊断要点】

1. 有或无上述症状出现。

2. 胸骨右缘第二肋骨间有粗糙的收缩期喷射样杂音。

3. 超声心动图示主动脉瓣膜狭窄表现，并可测量压力阶差和瓣膜口面积。

4. 左心室造影显示主动脉瓣膜狭窄影像。

【治疗方案及原则】

1. 介入治疗 主动脉瓣球囊成形术常作为血流动力学不稳定患者的行瓣膜置换术前的过渡方法。其适应证为：①主动脉瓣峰值收缩压大于 6.7kPa（50mmHg）且心排血量正常时，无主动脉瓣关闭不全；②不适合外科手术或拒绝接受外科手术，球囊成形术可减轻症状或改善心功能者；③患者并发心源性休克和多脏器功能衰竭，如在术后行外科治疗有可能获得良好结果者；④耐受性较差的重度主动脉瓣狭窄需要急诊非心脏外科手术者。禁忌证为：①有心导管检查禁忌者；②伴有中度以上的主动脉瓣反流；③单叶式主动脉瓣、瓣膜重度钙化、瓣膜脱垂或瓣膜赘生物者。

2. 外科治疗 对于有瓣膜狭窄且有相应症状，跨瓣压力≥50mmHg 时，宜行瓣膜切开术或换瓣手术；对于瓣膜关闭不全，心脏进行性增大者，应考虑换瓣手术治疗。

## 卵圆孔未闭

【概述】

卵圆孔未闭（PFO）指胎儿期继发房间隔的下缘和原发房间隔的上缘虽然相互接触，但并不融合，在卵圆窝的顶端遗留下月牙形裂隙未闭合。卵圆孔未闭常见于正常的健康人群，发生不良后果的绝对危险性很小。但当右心房压升高时，可能会出现右向左的分流，静脉系统的血栓就可能进入体循环导致反常栓塞。

【临床表现】

患者一般无任何症状，也无任何阳性体征。

【诊断要点】

1. 心脏超声是诊断 PFO 的首选检查方法。一般认为超声下观察在卵圆窝区域过多的膜状组织呈瘤样膨出于左或右心房，超过房间隔的平面 10mm 以上，基底部的宽度超过 15mm。彩色多普勒检查时注射微泡对比剂，如在 3 个心动周期内有微泡从右心房进入左心房则可明确诊断为 PFO。根据通过的微泡数目可将 PFO 分为：小型（<5 个微泡）、中型（6~25 个微泡）、大型（>25 个微泡）。

2. 右心导管检查可直接通过 PFO 从右心房到左心房，以证实 PFO 的存在。

【治疗方案及原则】

PFO 未并发其他异常时无需治疗。但以下情况需要给予治疗：①当静脉血栓与右房压升高同时存在时，通过 PFO 的反常血栓就可能发生，并导致卒中和外周动脉栓塞；②PFO 并发脑卒中或一过性脑缺血发作，无其他原因解释缺血性脑卒中的患者；③大的 PFO（>25 个微泡）；④具备发生反常栓塞的三联症：PFO、静脉血栓、右心房压升高。

1. 内科治疗 对静脉造影或多普勒超声证实存在静脉血栓或者有脑梗死、高凝异常的患者，若卵圆孔分流的程度较小，给予口服抗凝剂如华法林；若分流程度小、仅预防缺血性脑梗死复发，可口服抗血小板制剂如阿司匹林。

2. 介入治疗 Amplatzer 封堵器已成为首选的治疗方法，介入治疗方法类似于房间隔缺损。另外，对已经发生过栓塞事件的患者，即使 PFO 的封堵很成功，但仍有再次发生栓塞事件的风险，因此需终生抗凝治疗。目前尚无各种治疗措施对 PFO 并发反常栓塞疗效对比的前瞻性、随机研究，PFO 的封堵疗效仍需进一步评价。

# 法洛四联症

## 【概述】

先天性法洛四联症是联合的先天性心血管畸形，包括肺动脉口狭窄、心室间隔缺损、主动脉右位（主动脉骑跨于缺损的室间隔上）、右心室肥大四种异常。是最常见的青紫型先天性心脏病，在成人先天性心脏病中所占比例接近 10%。本症主要畸形为室间隔缺损，均为大缺损，多为膜周部，左、右心室压力相等；动脉口狭窄可为瓣膜型，或瓣上、瓣下型，以右心室流出道漏斗部狭窄为最多；主动脉骑跨右心室所占比例为 15%～95% 不等；右心室肥厚为血流动力学影响的继发改变。本症可常伴其他畸形，如同时有房间隔缺损则称之为法洛五联症。

## 【临床表现】

1. 进行性青紫和呼吸困难 自幼即可出现。

2. 疲乏 劳累后常取蹲踞位休息。

3. 晕厥 严重缺氧时引起。

4. 右心功能不全症状 长期右心压力增高及缺氧所致，出现腹胀、胃胀痛、腹泻、少尿、水肿等。

5. 并发症 脑血管意外、感染性心内膜炎、肺部感染常见。

## 【诊断要点】

1. 有或无上述症状出现。

2. 杵状指（趾），肺动脉听诊区第二心音减弱甚至消失，胸骨左缘常可闻及收缩期喷射性杂音。

3. 血常规检查可显示红细胞、血红蛋白及血细胞比容均显著增高。

4. 心电图示右心室肥厚与劳损表现。

5. X 线检查主要为右心室肥厚表现，肺动脉段凹陷，形成木靴状外形，肺血管纹理减少。

6. 超声心动图见室间隔缺损、肺动脉口狭窄、主动脉骑跨、右心室肥大的征象。

7. 右心导管检查以及心血管造影可进一步明确病变程度。

【治疗方案及原则】

1. 内科治疗 严重青紫型新生儿可给予前列腺素 $E_1$ 治疗以开放动脉导管，等待时机施行手术治疗。对于发生一过性右心衰竭者可以采用内科治疗多数可以奏效。治疗脑血管意外、感染性心内膜炎、肺部感染等并发症。

2. 外科治疗 外科手术治疗是法洛四联症的主要疗法。决定手术的主要根据是右心室流出道的梗阻程度以及肺动脉的大小。手术分为根治术和姑息术。根治术系在直视下解除右心室流出道及肺动脉口狭窄，修补室间隔缺损。姑息术常采用分流术和减压术两种。分流术目的是建立体-肺循环交通，使部分主动脉或腔静脉血流进入肺内，以获得氧合，改善缺氧，为日后行根治术做准备。减压术是将狭窄的肺动脉瓣和漏斗部切开，以减轻和缓解右心室流出道狭窄，增加肺循环量，从而减少右向左的分流。

# 主动脉缩窄

【概述】

先天性主动脉缩窄是局限性主动脉管腔狭窄。根据缩窄部位与动脉导管的关系，可分为导管前型和导管后型。导管前型缩窄部位在左锁骨下动脉至动脉导管入口处一段中，一般较长，占据主动脉弓的后半或后 1/3，通常动脉导管未闭合，常开口在缩窄部位的远端，并多伴有其他先天性心脏畸形，如室间隔缺损，大血管错位等，患者多在幼儿期死亡。导管后型缩窄部位多在动脉导管交接处的远端，通常动脉导管已闭合，缩窄部分近端的主动脉扩张，大多不伴有其他先天性心脏畸形，患者可以成长至成人。主动脉缩窄在成人先天性心脏病中所占比例较小，据北京安贞医院统计仅为 0.35％。

【临床表现】

1. 主动脉缩窄以上供血增多，颈部及上肢血压升高，表现为头痛、头晕、耳鸣、失眠、鼻出血等。严重者可有脑血管意外和心力衰竭。

2. 主动脉缩窄以下供血不足，表现为下肢无力、发冷、酸痛、麻木，甚至间歇性跛行等。

3. 由侧支循环而增粗的动脉压迫附近器官产生的症状，如压迫脊髓而下肢瘫痪，压迫臂神经丛引起上肢麻木与瘫痪等。

【诊断要点】

1. 有或无上述症状出现。

2. 心电图示左心室肥大及劳损表现。

3. 胸部 X 线检查可见左心室增大、升主动脉增宽，缩窄上下血管扩张使主动脉弓呈"3"字征。后肋下缘近心端可见肋间动脉侵蚀所形成的"切迹"

改变，是侧支循环形成的间接征象。

4. 二维超声可直接探及主动脉缩窄征象，多普勒超声于缩窄部位可见高速喷射的湍流。

5. 磁共振断层显像或 CT 血管造影可见主动脉缩窄的部位、长度和形态，并可见到扩张的侧支循环血管。

6. 血管造影可使缩窄段主动脉显影，进一步明确缩窄段的部位、长度、缩窄的程度等。

【治疗方案及原则】

1. 内科治疗　主要是控制感性心内膜炎，纠正心力衰竭及预防感染和血压突然升高。

2. 外科治疗　效果较好，主要为主动脉成形术和缩窄段切除术。缩窄段短者切除后作对端吻合，缩窄段长者则施行同种异体血管或人造血管移植。有时主动脉缩窄虽较严重，但由于侧支循环比较发达，血压却在正常范围内，这类患者如进行运动，则血压却不相称地增高，亦应施以手术治疗。手术年龄 10~30 岁最为合适。如症状严重，则在儿童期即应施行手术。

3. 介入治疗　球囊扩张术对隔膜型的主动脉缩窄疗效较好。此术虽可立即减轻缩窄和缩窄两端的压力阶差，但可损伤动脉内膜和中层，甚至日后形成动脉瘤。对长节段的狭窄病变球囊扩张后疗效差，置入覆膜支架可提高疗效，近期效果较好，远期疗效尚需进一步观察。

## 肺动-静脉瘘

【概述】

肺动静脉瘘为先天性肺动、静脉间有异常的直接通道，偶尔可由于后天性的肺部病变（如炎症）引起。肺动脉分支与肺静脉间存在一个或多个交通支，使流经异常交通支的血流不经毛细血管床而回心。根据病因分为先天性和获得性肺动-静脉瘘两类。先天性较为多见，一般认为先天性肺动-静脉瘘源于异位毛细血管发育，形成的血管间隔（分隔动、静脉丛的原始交通）不完全。获得性肺动-静脉瘘较少见，多继发于创伤、转移癌、肝硬化、肺放线菌病、肺血吸虫病等。

【临床表现】

临床表现与肺内瘘口大小及右向左分流量多少有关。

1. 瘘口小、分流量较少者，可无症状。

2. 瘘口大于 2cm，或分流超过 20%~30% 的心搏出量，可有发绀及低氧血症，后者导致红细胞增多症、杵状指、呼吸困难等。

3. 肺动-静脉瘘者有 27％的病例在婴幼儿期有发绀，35％在少年期有发绀。

4. 鼻血、胸痛、咯血、心悸常见，但不是特异性症状。

5. 妊娠可加重症状，可能与肺血流增加或激素水平变化有关。

【诊断要点】

1. 有或无上述症状出现。

2. 肺动脉第二心音亢进，血管连续性杂音。

3. 胸部 CT 可显示异常血管（动脉或静脉）。

4. 血管造影可明确病变范围及异常血管来源。

【治疗方案及原则】

肺动-静脉瘘容易引起咯血、脑脓肿、肾脓肿以及动脉瘤破裂等，故宜早期治疗为主。

1. 介入治疗　肺动-静脉瘘首选介入治疗，方法是可用弹簧圈栓塞，或镍钛合金丝制作的封堵器（Plug 或动脉导管未闭封堵器）。

2. 外科治疗　对不宜行介入治疗的患者可行外科手术治疗，切除有动静脉瘘的肺叶或肺段。

## 三尖瓣下移畸形

【概述】

三尖瓣下移，又称为 Ebstein 畸形，为三尖瓣附着位置异常的发绀型先天性心脏病。该病三尖瓣前叶起始于纤维环附近，而膈瓣叶与后瓣叶的起始部下移至心尖方向的右心室壁，致瓣膜变形引起三尖瓣关闭不全而发生反流。由于瓣膜下移和变形，使瓣膜附着部上方的右心室变成右心房的一部分，即右心房包括纤维环上部的固有心房部分以及纤维环以下的心室部分，从而使右心室变小，只由心尖部与流出道两部分组成，而没有流入道部分。右心房与右心室壁较薄，多数病例合并卵圆孔开放或房间隔缺损，亦有伴发室间隔缺损、动脉导管未闭或肺动脉口狭窄者。

【临床表现】

患者自觉症状轻重不一。根据三尖瓣反流程度不同、右心室负荷能力的差别及有无右至左分流等，可有心悸、气喘、乏力、头晕和右心衰竭等。约80％的患者有青紫，约 20％的患者有阵发性心动过速病史。

【诊断要点】

1. 有或无上述症状出现。

2. 最突出的体征是心界明显增大，心前区搏动微弱。心脏听诊可闻及四音律，胸骨左缘下端可闻及三尖瓣关闭不全的全收缩期杂音。颈动脉扩张性搏动及肝脏肿大伴扩张性搏动均可出现。

3. 心电图示 P 波高尖，PR 延长，或右侧束支传导阻滞，约 25% 病例可显示有 WPW 综合征（右侧旁路）。

4. 胸部 X 线示心影呈球形，以右心房增大为主的征象。

5. 超声心动图检查有重要诊断价值，可见下移的瓣膜、巨大右心房、房化右心室及相对甚小的功能型右心室、缺损的房间隔等。

6. 如无创性检查不能够确诊时，可行右心房造影，见右心房扩大，造影剂排出延迟以及三尖瓣位置异常等改变。

【治疗方案及原则】

1. 内科治疗 伴心律失常者应用药物治疗有时有效，亦可采用射频导管旁路消融术。治疗右心衰竭。此外，还可采用氧化氮降低肺血管阻力，减少右向左分流，改善血液的氧合作用。

2. 外科治疗 症状轻微者可暂不手术随访观察，心脏明显增大、症状较重者应行手术治疗，包括三尖瓣成形术或置换、房化的心室折叠、关闭房间隔缺损等。

## 冠状动静脉瘘

【概述】

冠状动静脉瘘是指冠状动脉血流不经正常循环而直接流入右心房、右心室、左心房、左心室、肺动脉或冠状静脉窦。本病 50% 见于右冠状动脉，40% 见于左冠状动脉，10% 见于畸形冠状动脉。约半数以上病例瘘入右心室。

【临床表现】

患者常无症状，多于体检时被发现。

【诊断要点】

1. 在胸前区可听到连续性杂音，因分流部位的不同，杂音的舒张期部分可较收缩期响亮、轻或消失，杂音位置较表浅，非机械样。

2. 二维和多普勒超声示冠状动脉扩大，有时在分流的入口部位可见收缩期与舒张期连续性血流。

3. 逆行主动脉造影或选择性冠状动脉造影可明确诊断。

【治疗方案及原则】

即使无症状病例亦应阻断分流，以免将来出现症状或发生感染性心内膜炎等并发症。应首选经导管栓塞术。外科治疗包括结扎或修补动静脉瘘。

# 第五章 高 血 压

## 第一节 原发性高血压

【概述】

高血压是以体循环动脉压升高、周围小动脉阻力增高，同时伴有不同程度的心排血量和血容量增加为主要表现的临床综合征，可分为原发性和继发性两大类。原发性高血压的病因不明，目前认为是在一定的遗传背景下由于多种后天因素［包括血压调节异常、肾素血管紧张素系统（renin-angiotelisin system，RAS）异常、高钠、精神神经因素、血管内皮功能异常、胰岛素抵抗、肥胖、吸烟、大量饮酒等］使血压的正常调节机制失代偿所致。约占高血压病的95％。长期高血压是多种心血管疾病的重要危险因素，并可影响到靶器官（如心、脑、肾等）结构和功能的改变，最终导致心力衰竭、肾衰竭和脑卒中等严重后果。

【临床表现】

1. 起病缓慢，早期常无症状，往往在体格检查时发现血压升高，可有头痛、眩晕、气急、疲劳、心慌、耳鸣的症状，但症状与血压水平并不一定相关。随着病程的延长，血压升高逐渐趋于明显而持久，但1天之内，白昼和夜间血压仍有明显的差异。体检时在主动脉区可听到第二心音亢进、收缩期杂音和收缩早期喀喇音。若伴有左心室肥厚时在心尖部可闻及第四心音。

2. 靶器官的损害高血压早期表现为心排血量的增加和全身小动脉张力的增加。随着高血压的进展，引起全身小动脉的病变，表现为小动脉的玻璃样变，中层平滑肌细胞增殖、管壁增厚、管腔狭窄，使高血压维持和发展，并导致重要靶器官心、脑、肾缺血损害和促进大、中型动脉的粥样硬化的形成。在临床上表现为：①心脏疾病：心绞痛、心肌梗死、心力衰竭、猝死；②脑血管疾病：缺血性卒中、脑出血、短暂性脑缺血发作；③肾脏疾病：蛋白尿、肾功能损害（轻度肌酐升高）、肾衰竭；④血管病变：主动脉夹层、症状性动脉疾病；⑤视网膜病变：出血、渗出，视乳头水肿。

【诊断要点】

目前，我国采用国际上统一的标准，即收缩压≥140mmHg 和（或）舒张压≥90mmHg 即可诊断为高血压，根据血压增高的水平，可进一步将高血压分为 1、2、3 级（表 5-1）。

表 5-1　血压水平的定义和分类

| 类别 | 收缩压（mmHg） | 舒张压（mmHg） |
| --- | --- | --- |
| 正常血压 | <120 | <80 |
| 正常高值 | 120～139 | 80～89 |
| 高血压 | ≥140 | ≥90 |
| 　1 级高血压（轻度） | 140～159 | 90～99 |
| 　2 级高血压（中度） | 160～179 | 100～109 |
| 　3 级高血压（重度） | ≥180 | ≥110 |
| 单纯收缩期高血压 | ≥140 | <90 |

若患者的收缩压与舒张压分属不同的级别时，则以较高的分级为准。单纯收缩期高血压也可按照收缩压水平分为 1、2、3 级

原发性高血压危险度的分层：原发性高血压的严重程度不仅与血压升高的水平有关，也须结合患者具有的心血管危险因素和合并的靶器官损害作全面的评价，危险度分层亦是治疗的目标及预后判断的必要依据。高血压病的分型及分期：①缓进型：此型分为 3 期。1 期高血压，靶器官无或基本无损伤，眼底一级改变；2 期高血压，靶器官结构改变，但功能仍保持正常，眼底二级改变；3 期高血压：靶器官功能异常，眼底三至四级改变。②急进型高血压：多发生于年轻人，也可由缓进型高血压发展而来，需具下列两点：病情发展急骤，舒张压持续在 130mmHg 以上；发生某种程度的心和（或）脑、肾功能不全，眼底出血、渗出或视神经乳头水肿。

【治疗方案及原则】

1. 原发性高血压的治疗目标　降低血压，使血压恢复至正常（<140/90mmHg）或理想水平（<120/80mmHg），对中青年患者（<60 岁），高血压合并肾病患者应使血压降至 130/80mmHg 以下。老年人尽量降至 150/90mmHg。

2. 非药物治疗　包括改善生活方式，消除不利于身心健康的因素，如控制体重、减少膳食中脂肪的摄入量、适当限盐、保持适当运动、戒烟限酒、保持乐观心态，提高应激能力等。

3. 药物治疗　常用的降压药物通常分为 6 大类。

（1）利尿剂：包括噻嗪类、呋塞米和保钾利尿剂等，噻嗪类应用最为普遍，但长期应用可引起血钾降低及血糖、血尿酸、血胆固醇升高，糖尿病及高

脂血症患者慎用，痛风患者禁用。

（2）β受体阻滞剂：本类药物具有良好的降压和抗心律失常作用，而且减少心肌耗氧量，适用于轻、中度高血压，对合并冠心病的高血压更为适用，但对心脏传导阻滞、哮喘、慢阻肺和周围血管病患者禁用，且长期应用者不易突然停药，以免血压骤然上升。

（3）钙离子通道阻滞剂：可用于中、重度高血压患者，尤其适用于老年人收缩期高血压。

（4）血管紧张素转换酶抑制剂：对各种程度的高血压均有一定程度的降压作用，可改善心室重构，减少心衰的再住院率及降低死亡率、明显延缓肾功能恶化。高血钾、妊娠、肾动脉狭窄者禁用。最常见的不良反应为干咳。

（5）血管紧张素Ⅱ受体拮抗剂：直接作用于血管紧张素Ⅱ型受体，因而阻断 AngⅡ 的血管收缩、水钠潴留及细胞增生等不利作用较 ACEI 更完全更彻底。适应证和禁忌证与 ACEI 相同。目前主要用于有 ACEI 适应证又不能耐受其不良反应的患者。

（6）α受体阻滞剂：选择性阻滞突触后 $\alpha_1$ 受体而引起周围血管阻力下降，产生降压效应，代表性制剂为哌唑嗪。主要优点为可以使血脂降低，对胰岛素抵抗、前列腺肥大也有良好作用。主要不良反应为直立性低血压。

4. 降压药物的选择

（1）合并心力衰竭者，宜选择血管紧张素转换酶抑制剂和血管紧张素Ⅱ受体拮抗剂、利尿剂。

（2）老年收缩期高血压患者宜选用利尿剂、长效二氢吡啶类钙离子通道阻滞剂。

（3）合并糖尿病、蛋白尿或轻中度肾功能不全患者可选用血管紧张素转换酶抑制剂和血管紧张素Ⅱ受体拮抗剂。

（4）心肌梗死后患者可选择无内在交感活性的β受体阻滞剂和血管紧张素转换酶抑制剂和血管紧张素Ⅱ受体拮抗剂，对稳定型心绞痛患者也可选用钙离子通道阻滞剂。

（5）伴有脂类代谢异常的患者可选用α受体阻滞剂。

（6）伴妊娠者，禁用血管紧张素转换酶抑制剂和血管紧张素Ⅱ受体拮抗剂，可选用甲基多巴。

（7）合并支气管哮喘、抑郁症者不宜用β受体阻滞剂；痛风患者不宜用利尿剂；合并心脏传导阻滞者不宜用β受体阻滞剂及非二氢吡啶类钙离子通道阻滞剂。

总之，高血压病的治疗绝不是单纯降低血压，治疗的目标是防治心脑血管损伤，减少并发症，降低病死率。

# 第二节 继发性高血压

## 【概述】

绝大多数高血压病因不明，少数高血压有明确的病因，用手术或某些特异性药物治疗原发病，可使高血压获得控制。这些有明确病因的高血压称为继发性高血压。

继发性高血压的病因主要有：①肾实质性疾病；②肾血管性疾病；③分泌肾素的肿瘤；④肾缺血；⑤原发性钠潴留（Liddle 综合征、Gordon 综合征）；⑥内分泌性高血压；⑦神经精神疾病；⑧急性应激状态。

## 【临床表现】

肾实质性疾病、肾血管性疾病及内分泌疾病引起的高血压是继发性高血压的主要原因。

1. **肾实质性疾病引起的高血压主要表现** ①有各种肾脏疾病的证据；②有高血压的证据。原发性高血压晚期也可以引起肾损害，应与肾实质性高血压鉴别，以下几点有助于原发性高血压的诊断：①高血压出现在尿及肾功能改变之前；②蛋白尿常不严重，而肾功能损害则较明显；③没有肾脏病史。如鉴别有困难，肾穿刺病理检查可能有帮助。

2. **肾血管性疾病引起的高血压主要表现** ①青年或老年发生顽固性高血压，突然发生，进展迅速；②上腹部正中、脐两侧或肋脊角处可闻及粗糙响亮的收缩期杂音；③单侧肾脏缩小；④抗高血压治疗过程中出现肾功能恶化，不明原因的氮质血症而尿常规正常。

3. **内分泌性高血压主要包括** ①原发性醛固酮增多症；②嗜铬细胞瘤；③库欣综合征。

4. **阻塞性睡眠呼吸暂停低通气综合征（OSAHS）** 表现为反复发作的严重打鼾、呼吸暂停、低通气、低氧血症和白天嗜睡。它是高血压、心肌梗死和脑卒中的重要危险因素。

5. **先天性主动脉缩窄** 表现为头痛、头晕、耳鸣、鼻出血等上肢高血压的表现，和乏力、肌肉酸痛麻木、间歇性跛行等双下肢供血不足的症状。查体可见双上肢血压高于双下肢，左右上肢血压也可不一致，股动脉搏动明显减弱，胸骨左缘 3、4 肋间可闻及收缩期杂音，并向颈部及背部传导，右胸壁、肩胛或侧胸壁可听到侧支循环的血管杂音。

## 【诊断要点】

在继发性高血压中，肾实质性疾病、肾血管性疾病及内分泌疾病引起的高血压是最常见的类型，在临床中如遇到以下情况提示有继发性高血压的可能，需进一步加以鉴别：①起病在 20 岁以前或 50 岁以后；②血压水平超过 180/110mmHg；③靶器官损害：血肌酐＞1.5mg/dl；④无诱因的低钾血症；⑤腹部杂音；⑥血压发作性升高，伴心动过速、出汗、震颤等；⑦肾脏病家族史；⑧对通常有效的治疗反应差。

实验室及相关检查有：①超声检查：可探测到一侧肾脏缩小，以及肾动脉近端狭窄和血流变化。肾动脉远端分支狭窄不易探测到；②多层螺旋 CT：三维图像重建可显示狭窄的肾动脉；③磁共振血管造影：可显示狭窄的肾动脉，并可进行三维图像重建；④肾动脉造影：目前仍是诊断肾动脉狭窄的金标准。

【治疗方案及原则】

1. 肾实质性疾病引起的高血压

（1）肾脏原发病的处理应根据不同的疾病参考有关专著进行处理。

（2）降压治疗：有效的降压治疗可以保护靶器官，并可延缓肾脏病进展。肾实质性高血压降压目标值为＜130/80mmHg，24 小时尿蛋白＞1g 者，降压目标值应＜125/75mmHg。肾实质性高血压的药物选择应当个体化，根据患者不同情况选择降压药物：①伴心功能不全者可选用利尿剂、ACEI/ARB、β受体阻滞剂（如卡维地洛、美托洛尔和比索洛尔，病情稳定后可开始使用，从小剂量开始，逐渐滴定到目标剂量）和醛固酮拮抗剂（要注意监测发生高钾血症的可能性）；②伴心绞痛，但心功能正常者，可选用β受体阻滞剂或长效钙离子通道阻滞剂（CCB）；③伴高危冠心病，或伴多个危险因素者，可选择利尿剂（心功能不全时）、ACEI/ARB（心功能不全或合并糖尿病）、β受体阻滞剂或长效 CCB（合并心功能不全时最好不用）；④预防脑卒中可首选利尿剂、ACEI/ARB；⑤合并室上性心动过速可首选β受体阻滞剂或非二氢吡啶类 CCB。

2. 肾血管性疾病引起的高血压

（1）原发病的治疗：针对动脉粥样硬化，如冠状动脉、脑动脉及周围动脉等多个危险因素给予相应的处理。

（2）高血压的处理：肾血管性高血压的治疗包括 3 种方法：抗高血压药物治疗、肾动脉介入治疗和手术治疗。

3. 内分泌性高血压　肾上腺皮质醛固酮分泌腺瘤和原发性肾上腺皮质增生症患者，手术切除为根治方法，而肾上腺皮质球状带增生患者，则倾向于药物治疗。嗜铬细胞瘤的高血压确诊后应尽早手术切除肿瘤，但术前应作充分的药物治疗准备，以提高手术的成功率和安全性。

4. 阻塞性睡眠呼吸暂停低通气综合征引起的高血压　内科治疗包括减轻体重、侧卧睡眠、戒烟酒和治疗合并存在的血脂异常、血糖异常等措施。ACEI/ARB除了有较强的降压作用外，还有对代谢有益作用，可考虑首选。此外还有无创正压通气和腭垂软腭咽成形术等外科治疗。

5. 先天性主动脉缩窄　主要采用外科手术治疗和介入治疗，内科治疗效果较差，应慎重权衡。

# 第六章 冠状动脉粥样硬化性心脏病

## 第一节 稳定型心绞痛

【概述】

心绞痛是心肌暂时性供氧和需氧之间失平衡引起心肌缺血、缺氧所致，表现为以发作性胸痛为主要表现的临床综合征。慢性稳定型心绞痛是指心绞痛发作的程度、频率、性质和诱因在数周内无显著变化。心绞痛症状也可发生于瓣膜性心脏病、肥厚型心肌病和未控制的高血压以及甲状腺功能亢进、严重贫血等患者。冠状动脉痉挛、微血管病变以及某些非心脏性疾病也可引起类似心绞痛的症状，临床上需注意鉴别。

【临床表现】

稳定型心绞痛临床表现包括以下几个方面：①部位：常位于胸骨后或左前胸，范围常不局限，可以放射到颈部、咽部、颌部、上腹部、肩背部、左臂、左手指侧，以及其他部位。每次心绞痛发作部位往往是相似的。②性质：常呈紧缩感、绞榨感、压迫感、烧灼感、胸憋、胸闷或有窒息感、沉重感，有的患者只诉胸部不适，主观感觉个体差异较大。③持续时间：呈阵发性发作，持续数分钟，一般不会超过10分钟。④诱发因素及缓解方式：发作与体力活动或情绪激动有关，停下休息即可缓解。舌下含服硝酸甘油可在2～5分钟内迅速缓解。慢性稳定型心绞痛时，疼痛发作的诱因、次数、程度、持续时间及缓解方式一般在较长时间内（＞3个月）大致不变。

【诊断要点】

1. **病史询问** 有或无上述症状出现。

2. **体格检查** 常无明显异常，心绞痛发作时可有心率增快、血压升高、焦虑、出汗，有时可闻及第四心音、第三心音或奔马律，或出现心尖部收缩期杂音，第二心音逆分裂，偶闻双肺底啰音。体检尚能发现其他相关情况，如心脏瓣膜病、心肌病等非冠状动脉粥样硬化性疾病，也可发现高血压、肥胖、脂质代谢障碍所致的黄色瘤等危险因素，颈动脉杂音或周围血管病变。

3. 实验室检查 了解冠心病危险因素：空腹血糖、血脂检查，必要时检查糖耐量。了解贫血、甲状腺功能。胸痛较明显患者，查血肌钙蛋白、肌酸激酶。

4. 心电图及运动试验 静息心电图通常正常。当胸痛伴 ST-T 波改变符合心肌缺血时，有助于心绞痛诊断。24 小时动态心电图记录时，如出现与症状相一致的 ST-T 波改变时，对诊断也有一定的参考价值。极量或亚极量运动试验（平板或踏车）有助于明确诊断，并可进行危险分层。

5. 负荷超声心动图和核素心肌显像 静脉推注或滴注药物行负荷超声心动图和核素心肌显像。主要表现为病变冠状动脉供血区域的心室壁节段活动异常（超声心动图）或缺血区心肌放射性核素（铊$^{201}$）摄取减低。

6. CT 和磁共振显像 多排螺旋 CT 或电子束 CT 平扫可检出冠状动脉钙化，但不推荐其作为心绞痛患者的诊断评价。CT 造影（CTA），尤其应用 64 排或以上 CT 时，能较清晰显示冠状动脉近段的解剖，对冠状动脉病变的阴性预测价值较高，但对狭窄病变及程度的判断仍有一定的限度，是否作为冠心病的筛选工具尚未定论。磁共振显像（MRI）在冠状动脉病变检出中的作用有待进一步研究。

7. 冠状动脉造影和血管内超声（IVUS） 冠状动脉造影可以明确冠状动脉病变的存在及严重程度，也有利于治疗决策的选择和预后的判断。对糖尿病、>65 岁老年患者、>55 岁女性的胸痛患者冠状动脉造影更有价值，也可用于肾功能不全或合并其他严重疾病的患者。IVUS 虽能精确测定冠状动脉内径、管壁结构、斑块性质，指导介入治疗的操作和疗效评估，但不作首选的检查方法。

【治疗方案及原则】

1. 一般防治

（1）控制易患因素。

（2）治疗可加重心绞痛的疾病。

2. 心绞痛治疗

（1）药物治疗：轻度心绞痛患者，可选用 β 受体阻滞剂或合并硝酸酯类药物。严重心绞痛者，必要时加用除短效二氢吡啶类外的钙离子通道阻滞剂。

（2）介入治疗：对心绞痛症状不能药物控制，或无创检查提示较大面积心肌缺血，且冠状动脉病变适合经皮冠状动脉介入治疗（PCI）者，可行冠状动脉内支架术（包括药物洗脱支架）治疗。对相对高危患者和多支血管病变的患者，PCI 缓解临床症状更为显著，但生存率获益还不明确。对低危患者，药物治疗在减少缺血事件和改善生存率方面与 PCI 一样有效。

（3）冠状动脉旁路移植术（CABG）：糖尿病伴多支血管病变、严重左心室功能不全和无保护左主干病变患者，CABG疗效优于PCI。以往接受CABG者如有症状且解剖适合，可行再次CABG，但风险明显增大。PCI可以作为某些患者再次手术缓解症状的替代疗法。

（4）其他特殊治疗：对药物治疗不能控制症状且又无行血运重建可能性的难治性患者，可试行激光血运重建术、增强型体外反搏、脊髓电刺激等。

3. 二级预防

（1）抗血小板：阿司匹林可降低心肌梗死、脑卒中或心血管性死亡的风险，最佳剂量范围为75~150mg/d。氯吡格雷主要用于PCI（尤其是药物洗脱支架术）后，及阿司匹林有禁忌证患者。

（2）调脂治疗：他汀类药物能有效降低总胆固醇和低密度脂蛋白胆固醇，并可减少心血管事件发生。加用胆固醇吸收抑制剂或贝特类药物可使血脂水平得到更有效的控制。

（3）ACEI：合并糖尿病、心力衰竭或左心室收缩功能不全的高危患者从ACEI治疗获益大，但低危患者获益可能较小。

（4）β受体阻滞剂：可降低心肌梗死后患者的死亡率。

（5）PCI治疗：对二级预防无明显作用。

# 第二节 不稳定型心绞痛和非ST段抬高型心肌梗死

【概述】

不稳定型心绞痛和非ST段抬高型心肌梗死都属于急性冠状动脉综合征。急性冠状动脉综合征是一大类包含不同临床特征、临床危险性及预后的临床征候群，它们有共同的病理机制，即冠状动脉硬化斑块破裂、血栓形成，并导致病变血管不同程度的阻塞。根据心电图有无ST段持续性抬高，可将急性冠状动脉综合征区分为ST段抬高和非ST段抬高两大类，前者主要为ST段抬高型心肌梗死（大多数为Q波心肌梗死，少数为非Q波心肌梗死），后者包括不稳定型心绞痛和非ST段抬高型心肌梗死。非ST段抬高型心肌梗死大多数为非Q波心肌梗死，本章节涉及急性冠状动脉综合征中的不稳定型心绞痛和非ST段抬高型心肌梗死两部分。

【临床表现】

1. 不稳定型心绞痛的临床表现

（1）静息性心绞痛：心绞痛发作在休息时，并且持续时间通常在20分钟以上。

（2）初发心绞痛：1个月内新发心绞痛，可表现为自发性发作与劳力性发作并存。

（3）恶化劳力型心绞痛：既往有心绞痛病史，近1个月内心绞痛恶化加重，发作次数频繁、时间延长或痛阈降低。

（4）变异型心绞痛也是不稳定型心绞痛的一种，通常是自发性。其特点是一过性ST段抬高，多数自行缓解，不演变为心肌梗死，但少数可演变成心肌梗死。

不稳定型心绞痛可发展为非ST段抬高型心肌梗死或ST段抬高型心肌梗死。

2. 非ST段抬高型心肌梗死的临床表现　与不稳定型心绞痛相似，但症状更严重，持续时间更长。

【诊断要点】

1. 有上述典型的心绞痛症状。

2. 体格检查　大部分不稳定型心绞痛和非ST段抬高型心肌梗死可无明显体征。高危患者心肌缺血引起的心功能不全可有新出现的肺部啰音或原有啰音增加，出现第三心音、心动过缓或心动过速，以及新出现二尖瓣关闭不全等体征。

3. 有典型的缺血性心电图改变（新发或一过性ST段压低≥0.1mV，或T波倒置≥0.2mV）。

4. 心肌损伤标记物［心脏肌钙蛋白T（cTnT）、心脏肌钙蛋白I（cTnI）或肌酸激酶同工酶（CK-MB）］升高可以帮助诊断非ST段抬高型心肌梗死。

5. 冠状动脉造影仍是诊断冠心病的金指标，可以直接显示冠状动脉狭窄程度，并对决定治疗策略有重要意义。

【治疗方案及原则】

1. 一般治疗　急性期卧床休息1～3日，吸氧、持续心电监护。

2. 抗缺血治疗

（1）硝酸酯类药物：能降低心肌需氧，同时增加心肌供氧，对缓解心肌缺血有帮助。心绞痛发作时，可舌下含服硝酸甘油，每次0.5mg，必要时每间隔5分钟可以连用3次，或使用硝酸甘油喷雾剂，还可以静脉滴注硝酸甘油。

（2）吗啡：应用硝酸酯类药物后症状不缓解或是充分抗缺血治疗后症状复发，且无低血压及其他不能耐受的情况时，可静脉注射硫酸吗啡。

（3）β受体阻滞剂：通过负性肌力和负性频率作用，降低心肌需氧量和增加冠状动脉灌注时间。高危及进行性静息性疼痛的患者，先静脉使用，然后改为口服。常用的有普萘洛尔、美托洛尔、阿替洛尔、比索洛尔等。

（4）钙离子通道阻滞剂：已经使用足量硝酸酯和β受体阻滞剂的患者，或不能耐受硝酸酯和β受体阻滞剂的患者或变异型心绞痛的患者，可以使用钙离子通道阻滞剂。

3. 抗血小板与抗凝治疗

（1）阿司匹林：如果既往没有用过阿司匹林，可以首剂嚼服阿司匹林，或口服水溶性制剂 0.3g，以后 75～150mg/d。

（2）二磷酸腺苷（ADP）受体拮抗剂：氯吡格雷：负荷剂量 300mg，然后 75mg/d；噻氯匹定：负荷剂量 500mg，然后 250mg，2 次/日，2 周后改为 250mg/d。

（3）血小板膜糖蛋白（GP）Ⅱb/Ⅲa 受体拮抗剂：有阿昔单抗、依替巴肽和替罗非班。用于准备行 PCI 的不稳定型心绞痛患者，或不准备行 PCI，但有高危特征的急性冠状动脉综合征患者。

（4）肝素：应早期使用，可以降低患者急性心肌梗死和心肌缺血的发生率。

4. 他汀类药物 急性冠状动脉综合征患者应在 24 小时内检查血脂，早期给予他汀类药物，在出院前尽早给予较大剂量他汀类药物。

5. 冠状动脉血运重建治疗（包括 PCI 或 CABG） 目的是治疗反复发作的心肌缺血以防进展为心肌梗死或猝死。患者具有下列高危因素者，应该早期进行冠状动脉血运重建治疗：

（1）尽管已采取强化抗缺血治疗，但是仍有静息或低活动量的复发性心绞痛或心肌缺血。

（2）cTnT 或 cTnI 明显升高。

（3）新出现的 ST 段下移。

（4）复发性心绞痛或心肌缺血伴有与缺血有关的心力衰竭症状、S3 奔马律、肺水肿、肺部啰音增多或恶化的二尖瓣关闭不全。

（5）血流动力学不稳定。

## 第三节 ST 段抬高型心肌梗死

【概述】

ST 段抬高型心肌梗死（STEMI）是在冠状动脉病变的基础上，发生冠状动脉血供急剧减少或中断，使相应的心肌严重而持久地急性缺血导致心肌坏死，多由于冠状动脉粥样硬化斑块破裂、血栓形成，并导致病变血管的完全阻塞所致。心电图有 ST 段持续性抬高，大多为 Q 波心肌梗死。对 STEMI 的诊断应及时准确，治疗以血运重建（包括溶栓和急诊经皮冠状动脉介入治疗）为主，目标是尽快开通闭塞的冠状动脉，尤其对于合并心源性休克或心力衰竭的重症 STEMI。

【临床表现】

疼痛常是最先出现的症状，疼痛部位和性质与心绞痛相同，但诱因多不明显，常于安静时发生，程度较重，持续时间可长达数小时，休息和含用硝酸甘油多不缓解。患者常烦躁不安、出汗、恐惧，或有濒死感。部分患者疼痛可位于上腹部，或放射至颈部、咽部、颌部、肩背部、左臂、左手指侧，以及其他部位。少数患者无疼痛，一开始即表现为休克或急性心力衰竭。可有发热等全身症状，部分患者可伴有恶心、呕吐和腹胀等消化道症状。

【诊断要点】

1. 有上述典型症状，要注意与急性肺动脉栓塞、急性主动脉夹层、急性心包炎及急性胸膜炎等引起的胸痛相鉴别。

2. 体格检查　心脏浊音界可正常或轻度至中度增大，心率多增快，也有少数减慢，可有各种心律失常。心尖区第一心音减弱，可出现第四心音奔马律，少数有第三心音奔马律。二尖瓣乳头肌功能失调或断裂的患者可出现心尖部粗糙的收缩期杂音或伴收缩中晚期喀喇音。早期血压可增高，多数患者血压降低，甚至休克。合并心力衰竭的患者可有新出现的肺部啰音或原有啰音增加。

3. 18 导联心电图有典型的动态改变　发病数小时内可为正常或出现异常高大两肢不对称的 T 波；数小时后 ST 段明显抬高，弓背向上；数小时至 2 日内出现病理性 Q 波。部分患者可表现为新出现的左束支传导阻滞。

4. 心肌损伤标记物　包括肌钙蛋白（cTnI 或 cTnT）、肌酸激酶同工酶（CK-MB）和肌红蛋白，其动态变化有助于心肌梗死的诊断，且有助于罪犯血管的开通和预后的判定。

5. 超声心动图　可在缺血损伤数分钟内发现节段性室壁运动障碍，有助于心肌梗死的早期诊断，对疑诊主动脉夹层、心包炎和肺动脉栓塞的鉴别诊断具有特殊价值。

【治疗方案及原则】

STEMI 的治疗原则是尽快恢复心肌的血液灌注（到达医院 30 分钟内开始溶栓或 90 分钟内开始介入治疗）以挽救濒死的心肌、防止梗死扩大或缩小心肌缺血范围，保护和维持心脏功能，及时处理严重心律失常、泵衰竭和各种并发症，防止猝死。

1. 一般治疗和药物治疗

（1）监护：持续心电、血压和血氧饱和度监测，及时发现和处理心律失常、血流动力学异常和低氧血症。

（2）卧床休息和吸氧：可降低心肌耗氧量，减少心肌损害。对血流动力学稳定且无并发症的患者卧床休息 1～3 天，对病情不稳定及高危患者卧床时间应适当延长。

（3）建立静脉通道：保持给药途径畅通。

（4）镇痛：吗啡 3mg 静脉注射，必要时每 5 分钟重复 1 次，总量不宜超过 15mg。

（5）硝酸甘油：无禁忌证者通常使用硝酸甘油静脉滴注 24～48 小时，然后改用口服硝酸酯制剂。硝酸甘油的禁忌证有低血压（收缩压＜90mmHg）、严重心动过缓（＜50 次/分）或心动过速（＞100 次/分）。下壁伴右心室梗死时，因更易出现低血压也应慎用。

（6）抗血小板药物：无禁忌证者即服水溶性阿司匹林或嚼服肠溶阿司匹林 150～300mg，然后每日 1 次，3 日后改为 75～150mg 每日 1 次长期服用；氯吡格雷初始剂量 300mg，以后剂量 75mg/d 维持；GPⅡb/Ⅲa 受体拮抗剂用于高危患者。

（7）抗凝治疗：肝素（或低分子肝素）应常规使用或与溶栓、PCI 联合应用。

（8）β 受体阻滞剂：无禁忌证者常规使用。

（9）ACEI：适用于前壁 STEMI、伴肺淤血、LVEF＜40％的患者，不能耐受者可使用 ARB 替代。

（10）抗焦虑剂：应常规使用。

（11）纠正水、电解质及酸碱平衡失调。

（12）阿托品：主要用于下壁 STEMI 伴有窦性心动过缓、心室停搏和房、室传导阻滞患者，可给阿托品 0.5～1.0mg 静脉注射，必要时每 3～5 分钟可重复使用，总量应＜2.5mg。阿托品非静脉注射和用量太小（＜0.5mg）可产生矛盾性心动过缓。

（13）饮食和通便：需禁食至胸痛消失，然后给予流质、半流质饮食，逐步过渡到普通饮食。所有患者均应使用缓泻剂，以防止便秘时排便用力导致心脏破裂或引起心律失常、心力衰竭。

2. 再灌注治疗　包括溶栓和急诊 PCI。

（1）优先溶栓的指征：①发病≤3小时；②不能行 PCI 者；③PCI 耽误时间（急诊室至首次球囊扩张时间＞90 分钟），而溶栓相对更快。

（2）优先急诊 PCI 的指征：①PCI 条件好（急诊室至首次球囊扩张时间＜90分钟），有心外科支持；②高危患者（如：心源性休克或合并心力衰竭）；③溶栓禁忌者（有出血或颅内出血风险）；④发病＞3小时；⑤疑诊为 STEMI 者。

3. 并发症的治疗

（1）急性左心衰竭：吸氧、吗啡、速尿、硝酸甘油、多巴胺、多巴酚丁胺和 ACEI 等。

（2）低容量低血压：补液、输血、对因和升压药等。

（3）心源性休克：升压＋增加组织灌注。

（4）心律失常：抗心律失常药物、电复律或起搏对症处理。

（5）机械并发症：尽快行外科手术治疗。

4. 置入 ICD 的指征　STEMI 后 48 小时以上未发生 VT 或室颤，1 个月时 LVEF＜30%；或 LVEF30%～40%，合并心电不稳定加上电生理检查阳性者。

5. 出院后的二级预防　控制危险因素。

（1）戒烟。

（2）控制血压（β受体阻滞剂和 ACEI）。

（3）降血脂（他汀类药物，必要时加用贝特类或烟酸）。

# 第四节　其他临床类型的冠状动脉疾病

## 无症状冠心病

**【概述】**

无症状冠心病的诊断是依据有心肌梗死的病史、血运重建病史和（或）心电图缺血的证据、冠状动脉造影异常或负荷试验异常而无相应症状者。无症状冠心病的发生与心肌供血的需求平衡失调及冠状动脉痉挛密切相关，可导致严重心律失常、心肌梗死和猝死，平均死亡率2%～3%。

**【临床表现】**

多在体检时偶然发现。通常伴有冠心病危险因素。一般预后较好，但可发展为心绞痛、心脏扩大、心力衰竭及心律失常甚至猝死。

**【诊断要点】**

1. 高危人群　伴有1个或以上冠心病危险因素。

2. 具有以下心肌缺血客观证据。

（1）动态心电图：最常用。

（2）运动试验。

（3）核素运动心肌灌注显像。

（4）冠状动脉造影术：可明确诊断并确定血管病变部位及狭窄程度。

3. 临床分型

（1）Ⅰ型：完全无症状性心肌缺血。

（2）Ⅱ型：心肌梗死后的无症状性心肌缺血。

（3）Ⅲ型：心绞痛同时伴有无症状性心肌缺血。

**【治疗方案及原则】**

1. 控制冠心病危险因素。

2. 药物治疗：参照慢性稳定型和不稳定型心绞痛。

3. 冠状动脉血运重建治疗：适用于药物治疗后有频繁、持续性无症状性心肌缺血发作者。

## 心脏 X 综合征

**【概述】**

心脏 X 综合征是稳定型心绞痛的一个特殊类型，又称微血管性心绞痛，患者表现劳力诱发心绞痛，有客观缺血证据或运动试验阳性，但选择性冠状动脉造影正常，且可除外冠状动脉痉挛。心脏 X 综合征的近远期预后通常良好，治疗主要是缓解症状。

**【临床表现】**

多见于青年或中年女性患者，常常缺乏冠心病危险因素。具有典型或不典型的劳力型心绞痛症状。部分患者对硝酸甘油治疗有效。

**【诊断要点】**

1. 患者具有心绞痛或类似于心绞痛的胸痛发作。

2. 运动负荷心电图或心肌核素检查显示心肌缺血证据。

3. 冠状动脉造影阴性。

**【治疗方案及原则】**

治疗目的主要是缓解症状。

Ⅰ类：

（1）使用硝酸酯类、β受体阻滞剂和钙离子通道阻滞剂单一治疗或联合治疗。

（2）合并高脂血症的患者使用他汀类药物。

（3）合并高血压、糖尿病的患者使用 ACEI 治疗。

Ⅱa类：

其他抗心绞痛药物，包括尼可地尔和代谢类药物曲美他嗪。

Ⅱb类：

（1）心绞痛持续而使用Ⅰ类药物无效时，可试用氨茶碱。

（2）心绞痛持续而使用Ⅰ类药物无效时，可试用抗抑郁药。

# 心 肌 桥

【概述】

心肌桥是一种先天性异常，一段冠状动脉（通常为前降支）走行于心肌内，这束心肌纤维称为心肌桥。冠状动脉造影检出率为 0.5%～2.5%，尸检率为 15%～85%，大部分心肌桥无临床意义。由于心肌桥的存在，导致心肌桥近端的收缩期前向血流逆转导致该处血管内膜损伤，易有动脉粥样硬化斑块形成。心肌桥内冠状动脉外部长期受压易发生斑块破裂、血栓形成及冠状动脉痉挛，从而导致心绞痛，甚至急性冠状动脉综合征。

【临床表现】

1. 很多患者可没有或无明显临床症状。

2. 心肌缺血表现　体力活动或情绪激动时出现胸闷、胸痛等症状，甚至出现急性冠状动脉综合征、严重心律失常，甚至猝死。

3. 胸痛时硝酸甘油疗效欠佳，甚至加重症状。

4. 心肌桥可与心肌病、冠心病及心脏瓣膜病并存。

【诊断要点】

1. 冠状动脉造影　主要根据该节段收缩期血管腔被挤压、舒张期又恢复正常的"挤奶现象"。

2. 冠状动脉内超声　特征性的半月形无回声区现象有诊断价值，必要时可在冠状动脉内注射硝酸甘油诱发。

3. 冠状动脉内多普勒检查　压力曲线在舒张早期的"指尖样"征象有诊断价值。

【治疗方案及原则】

1. 避免剧烈运动。

2. 药物治疗

（1）β受体阻滞剂可作为首选，以改善患者症状和提高运动耐量。

（2）钙离子通道阻滞剂用于β受体阻滞剂有禁忌或合并冠状动脉痉挛者。

（3）抗血小板药物用于心肌桥伴不稳定型心绞痛或心肌梗死患者。

（4）应避免使用硝酸酯类药物。

3. 介入治疗：冠状动脉内支架置入术选择有持续性心绞痛且药物治疗无效者。

4. 手术治疗：主要有心肌松解术或冠状动脉旁路移植术，应严格掌握适应证。

# 第七章　心脏瓣膜病

## 第一节　二尖瓣疾病

### 二尖瓣狭窄

【概述】

各种原因损害二尖瓣装置结构（包括二尖瓣环、二尖瓣前、后瓣叶、腱索和乳头肌）中的某一部分，致使二尖瓣口不能适当地开放，引起二尖瓣口的阻塞，即称二尖瓣狭窄。正常二尖瓣口面积约 $4\sim6cm^2$，瓣口面积 $<2cm^2$ 称为二尖瓣狭窄，$1.5\sim2.0cm^2$ 为轻度狭窄，$1\sim1.5cm^2$ 为中度狭窄，$<1.0cm^2$ 为重度狭窄。最常见病因为风湿病，患者中 2/3 有风湿热史，青、中年多见。其他非风湿性病因有：左心房黏液瘤、先天畸形、结缔组织病、二尖瓣环钙化、缩窄性心包炎（局限于左房室沟处的心包缩窄）等。成人二尖瓣狭窄几乎均由风湿热引起，二尖瓣环及环下区钙化造成的二尖瓣狭窄多发生于老年人。二尖瓣狭窄的基本病变是瓣膜炎症粘连、开放受限，造成狭窄。

【临床表现】

瓣口面积 $>1.5cm^2$ 时多无症状，或仅在劳力活动时出现气促、咳嗽。常在瓣口面积 $<1.5cm^2$ 时出现明显症状。

1. 呼吸困难　随病情进展可依次出现劳力性呼吸困难、日常活动引起呼吸困难及端坐呼吸。劳累或情绪激动等应激情况下可出现急性肺水肿。

2. 咳嗽　多在夜间睡眠时及劳动后。多为干咳，并发感染时可咳黏液样或脓痰。

3. 咯血　可表现为痰中带血或血痰、大量咯血或粉红色泡沫痰。其中后者为急性肺水肿的特征。

4. 嘶哑　为左心房扩大和左肺动脉扩张压迫左喉返神经所致。

5. 胸痛　约 15% 的患者有胸痛表现。

6. 右心衰竭症状　病情进展至右心衰时，可出现腹胀、胃胀痛、腹泻、少尿、水肿等症状。

76

7. 并发症　主要并发症有心律失常（以房性期前收缩、房速、房扑、房颤等房性心律失常多见）、急性肺水肿、充血性心衰、血栓栓塞、肺部感染、感染性心内膜炎。

**【诊断要点】**

1. 有或无上述症状出现。

2. 心尖区闻及隆隆样舒张期杂音。

3. X 线、心电图显示左心房扩大。

4. 超声心动图有二尖瓣狭窄的征象是重要的诊断依据。

**【治疗方案及原则】**

1. 内科治疗　病因治疗（如积极预防和治疗风湿活动）；减少或避免剧烈体力活动；治疗并发症（包括咯血、左心衰和右心衰、心律失常、抗凝治疗血栓栓塞等）。

2. 介入治疗　对单纯二尖瓣狭窄患者，可予经皮穿刺导管球囊二尖瓣扩张成形术。介入治疗适应证为：①心功能Ⅱ～Ⅳ级；②瓣膜无钙化、腱索、乳头肌无明显病变；③二尖瓣狭窄瓣口面积在 0.6～1.5cm$^2$；④左心房内无血栓；⑤近期无风湿活动，或感染性心内膜炎已完全控制，无动脉栓塞的病史等。

3. 外科治疗　手术目的在于扩张瓣口，改善瓣膜功能。①二尖瓣分离术：适于单纯狭窄，无瓣膜明显关闭不全、明显钙化，瓣叶柔软，无风湿活动，心功能Ⅱ～Ⅲ级者；②人工瓣膜置换术：适于瓣膜病变严重（如粘连、钙化、缩短变形、无弹性之漏斗型二尖瓣狭窄等）或伴有明显关闭不全者，心功能不超过Ⅲ级。

## 二尖瓣关闭不全

**【概述】**

二尖瓣装置结构（包括二尖瓣环，二尖瓣前、后瓣叶，腱索和乳头肌）中的任一部分发生结构异常或功能障碍造成二尖瓣口不能完全密闭，使心室在收缩时，左心室血液反流入左心房，即称二尖瓣关闭不全。二尖瓣关闭不全的病因大多为风湿病，患者中约 1/2 合并有二尖瓣狭窄，男性多见。其他非风湿性病因有：冠心病等多种疾病导致的乳头肌功能衰竭、二尖瓣脱垂、左心室增大致功能性二尖瓣关闭不全、先天性畸形、二尖瓣环钙化、结缔组织病等。慢性二尖瓣关闭不全的主要病理生理改变是左心室每搏量的一部分反流入左心房，使向前射出的每搏量减少，随病程进展，由于左心房、左心室的扩大和压力的增高，可导致肺淤血、肺动脉高压和右心负荷增大，而使右心室、右心房肥大，最终引起右心衰竭。而急性二尖瓣关闭不全患者由于原左心房大小和顺应性正常，一旦出现急性二尖瓣反流，左心房压和肺毛细血管楔压会迅速升高，导致肺淤血、急性肺水肿发生。

【临床表现】

急性重度二尖瓣关闭不全常很快出现气促、乏力、心悸等症状。慢性者病程较长，症状出现很晚。

1. 轻度二尖瓣关闭不全者，多无明显自觉症状。

2. 中度以上二尖瓣关闭不全，因回流入左心房血量增多，心搏量减少，可出现疲倦、乏力和活动后气促等症状。

3. 重度二尖瓣关闭不全可出现劳力性呼吸困难、疲乏、端坐呼吸等，活动耐力显著下降。

4. 较晚期时可出现急性肺水肿、咯血和右心衰竭症状，但发生率较二尖瓣狭窄低。

5. 晚期右心衰竭时可出现肝脏淤血肿大、有触痛、踝部水肿、胸腔积液或腹腔积液。

6. 急性二尖瓣关闭不全可很快发生急性左心衰竭或肺水肿。

7. 体征 心尖部可闻及全收缩期吹风样杂音，吸气时减弱；可伴第一心音减弱。若系二尖瓣脱垂所致者在心尖区可闻及收缩中晚期杂音伴收缩中期喀喇音；心界向左下扩大，呈抬举样搏动；肺动脉高压和右心衰竭时，可有颈静脉怒张、肝大、下肢水肿。

8. 并发症 呼吸道感染、心力衰竭、房颤（慢性者多见，出现较晚）、感染性心内膜炎（较二尖瓣狭窄患者多见）、栓塞等。

【诊断要点】

1. 既往有风湿热史或手术创伤史。

2. 心尖区有抬举样搏动并闻及响亮的全收缩期杂音向左腋下传导。

3. X线、心电图提示左心房扩大、左心室肥厚。

4. 超声心动图有二尖瓣关闭不全的征象是重要的诊断依据，并有助于明确病因。

【治疗方案及原则】

1. 急性二尖瓣关闭不全 ①内科治疗：急性者如果平均动脉压正常，可使用减轻心脏负荷的血管扩张剂治疗，包括静脉滴注硝普钠或硝酸甘油、酚妥拉明以降低肺动脉高压、增加心排血量、减少反流量，ACEI、肼屈嗪等亦有助于减少反流量；②经皮主动脉内球囊反搏装置（IABP）治疗：对于无左室肥厚、扩张而出现急性肺水肿、心源性休克者，尤其心肌梗死后发生乳头肌、腱索断裂时，IABP治疗有助于稳定病情过渡到外科手术治疗；③外科治疗：

医源性或感染性心内膜炎和腱索断裂引起的急性二尖瓣关闭不全，经内科或IABP治疗无效者需立即行二尖瓣成形术或瓣膜置换术。

2. 慢性二尖瓣关闭不全 ①内科治疗：病因治疗（如积极预防和治疗风湿活动）；限制体力活动和钠盐摄入；治疗并发症（包括心力衰竭、房颤、抗凝治疗预防血栓栓塞等）；无症状、左心功能正常的患者可长期随访，无需特殊治疗；②外科治疗：二尖瓣关闭不全和反流会增加心脏负荷，最终只能靠外科手术恢复瓣膜的完整。应正确把握手术时机，早期手术能取得良好的远期预后，一旦出现左心室功能严重受损，LVEF<30%、左心室舒张末内径>80mm，已不适于手术治疗。

可选择的外科术式包括二尖瓣置换术和二尖瓣成形术。二尖瓣置换术适应证为：①二尖瓣狭窄伴关闭不全以关闭不全为主或虽有狭窄，但为漏斗型病变；②心功能Ⅲ～Ⅳ级或有急性二尖瓣关闭不全，症状进行性恶化并出现急性左心衰时；③年龄>75岁的老年患者；④连枷样瓣叶引起的二尖瓣反流；⑤左心室功能衰竭，LVEF<50%、左心室收缩末径>45mm、平均动脉压>20mmHg者，可考虑瓣膜置换术。二尖瓣成形术适应证：为瓣环扩张或瓣膜病变轻、活动度好、非风湿性关闭不全的病例，如二尖瓣脱垂、腱索断裂等。

# 第二节 主动脉瓣疾病

## 主动脉瓣狭窄

【概述】

主动脉瓣狭窄的病因包括先天性和获得性两大类。先天性主动脉瓣狭窄主要见于单叶、二叶型主动脉瓣；获得性主动脉瓣狭窄主要为瓣膜退行性改变和钙化以及动脉粥样硬化性主动脉瓣狭窄，风湿性主动脉瓣狭窄发病率明显下降。主动脉瓣狭窄的主要病理生理改变为左心室射血阻力增加，左心室压力负荷过重。

【临床表现】

成人主动脉瓣狭窄病情进展缓慢，可多年无症状，轻或重度主动脉瓣狭窄可终身无症状。而一旦出现症状，如不及时解除狭窄，则预后很差。

1. 心绞痛 表现类似冠心病劳力型心绞痛，无冠状动脉病变者也可发生。主要由于肥厚心肌需氧量增加及冠状动脉储备血流减少所致。约50%患者合并明显的冠状动脉狭窄。

2. 晕厥 常发生于运动或用力时。主要因脑血流灌注下降所致；室上性和室性心律失常可引起心排出量突然下降，导致晕厥，甚至猝死。

3. 心力衰竭 因左心室肥厚导致的舒张性心力衰竭。表现为劳力性呼吸困难、夜间阵发性呼吸困难、端坐呼吸和肺水肿。

【诊断要点】

1. 有或无上述症状。

2. 主动脉瓣区收缩期喷射性杂音。

3. 心电图、胸片显示左心室肥厚、扩大。

4. 超声心动图显示主动脉瓣开放受限，瓣口血流速度加快，左心室肥厚。根据超声心动图所见将主动脉瓣狭窄分为轻、中、重度（表 7-1）。

表 7-1 根据超声心动图所见主动脉瓣狭窄分类

| 超声心动图项目 | 轻度 | 中度 | 重度 |
| --- | --- | --- | --- |
| 瓣口面积（cm²） | >1.5 | 1.0~1.5 | <1.0 |
| 峰值流速（m/s） | <3.0 | 3.0~4.0 | >4.0 |
| 平均跨瓣压差（mmHg） | <25 | 25~40 | >40 |

【治疗方案及原则】

1. 随访 无症状患者应定期随访，评价症状、体征，定期行超声心动图检查，预防感染性心内膜炎。

2. 内科治疗 无症状者无特殊药物治疗，一旦出现症状应尽快手术治疗。对不能手术者，可用药物控制心力衰竭症状，慎用硝酸酯类及血管紧张素转换酶抑制剂等扩血管药物。

3. 主动脉瓣瓣膜置换术 有主动脉瓣狭窄症状，超声心动图提示主动脉瓣中或重度狭窄的患者应施行主动脉瓣置换术。可显著改善患者预后。

4. 主动脉瓣球囊成形术 已证明不能降低死亡率，且有较高的再狭窄率。仅用于有严重心力衰竭，但无法承受外科手术患者缓解症状，或作为高风险的瓣膜置换术前的过渡治疗。

## 主动脉瓣关闭不全

【概述】

主动脉瓣关闭不全可以由主动脉瓣及主动脉根部的异常所致。导致瓣膜异常的常见病因为风湿性心脏病、感染性心内膜炎、退行性瓣膜钙化以及二叶主动脉瓣；主动脉根部异常的病因主要为马方综合征、主动脉夹层、梅毒性主动脉炎、结缔组织病及其他原因引起的主动脉瓣环扩张。根据病程分为慢性主动脉瓣关闭不全和急性主动脉瓣关闭不全。急性主动脉瓣关闭不全主要发生于感染性心内膜炎和主动脉夹层。主动脉瓣关闭不全的血流动力学改变为左心室容量负荷增加,导致左心室扩张和肺淤血。

【临床表现】

轻中度的慢性主动脉瓣关闭不全患者通常无症状,重度关闭不全患者也可多年无症状,但一旦出现症状,则病情迅速进展。主要症状为:

1. 心悸。

2. 心绞痛 因舒张期低血压使冠状动脉灌注减少所致,可发生于冠状动脉正常的患者。

3. 慢性心力衰竭 表现为夜间阵发性呼吸困难、劳力性呼吸困难、端坐呼吸和外周水肿。

急性主动脉瓣关闭不全患者主要表现为急性肺水肿和低血压。

【诊断要点】

1. 有或无上述症状。

2. 主动脉瓣第二听诊区舒张期吹风样递减型杂音,脉压增大,出现周围血管征。

3. 心电图、胸片示左心室肥大。

4. 超声心动图 多普勒超声心动图可发现主动脉瓣反流并评价反流程度;二维超声心动图可显示瓣膜和主动脉根部的形态,提供病因线索,并测定心腔大小和左心室功能。

【治疗方案及原则】

1. 内科治疗 病因治疗:①无症状者可定期随访,进行系列超声心动图检查;②血管扩张剂:可减轻左心室负荷,降低外周血管阻力,增加前向血流,减少反流量,延缓心室扩张和收缩功能下降。

2. 外科治疗 包括瓣膜置换术和瓣膜修补术。有症状的严重慢性主动脉瓣关闭不全患者,左心室收缩功能受损、左心室显著扩大(左心室收缩末径≥45~50mm,或 LVEF≤50%)的无症状患者,或主动脉根部严重扩张的患者应手术治疗。急性主动脉瓣反流的患者均应手术治疗,血流动力学不稳定者应紧急手术。

# 第三节 三尖瓣和肺动脉瓣疾病

## 三尖瓣狭窄

【概述】

三尖瓣狭窄以女性多见,病理改变类似于二尖瓣狭窄,但损伤较轻。舒张期跨三尖瓣压差>2mmHg 时狭窄诊断即可成立,但应注意运动、深呼吸、快速补液和阿托品的影响。本病最常见于风湿性心脏病，其他病因包括先天性三尖瓣闭锁和类癌等，右心房肿瘤也可导致类似本病的表现。三尖瓣狭窄多合并关闭不全以及二尖瓣和主动脉瓣损害，单独存在者极少见。

【临床表现】

1. 症状　心排量低引起疲乏，体循环淤血致腹胀。可并发心房颤动和肺栓塞。

2. 体征　①颈静脉扩张；②胸骨左下缘有三尖瓣开瓣音；③胸骨左缘第4、5肋间或剑突附近有紧随着开瓣音后的，较二尖瓣狭窄杂音弱而短的舒张期隆隆样杂音，伴舒张期震颤。杂音和开瓣音均在吸气时增强，呼气时减弱；④肝大伴收缩期前搏动；⑤腹水和全身水肿。

【诊断要点】

1. 具典型听诊表现和体循环静脉淤血而不伴肺淤血，当三尖瓣狭窄和二尖瓣狭窄并存时，后者所致的肺淤血症状可减轻。

2. 心电图提示右心房扩大，X线显示心影增大，右心房和上腔静脉突出。

3. 典型的多普勒超声心动图征象是重要诊断依据。

【治疗方案及原则】

1. 内科治疗　以限盐、利尿为主，目的在于减轻体循环淤血症状；房颤患者应控制心室率。

2. 外科治疗　本病的主要治疗手段，舒张期跨三尖瓣压差>5mmHg或瓣口面积<2.0cm时应手术治疗。

## 三尖瓣关闭不全

【病因】

三尖瓣关闭不全多为功能性，由于右心室扩张、瓣环扩大，心脏收缩时瓣叶不能闭合，多见于有右心室收缩压增高或肺动脉高压的心脏病，如二尖瓣疾病、先天性心血管病（肺动脉瓣狭窄、艾森曼格综合征）和肺心病等。器质性三尖瓣关闭不全包括三尖瓣下移畸形（Ebstein畸形）、风湿性心脏病、三尖瓣脱垂、感染性心内膜炎、冠心病等。三尖瓣病变也是类癌综合征的表现之一。

【临床表现】

1. 症状　当不合并肺动脉高压时，三尖瓣关闭不全多可耐受；当合并肺动脉高压时可出现疲乏、腹胀等右心功能不全症状。并发症有心房颤动和肺栓塞。

2. 体征　①颈静脉扩张伴明显的收缩期搏动，吸气时增强，反流严重者伴颈静脉收缩期杂音和震颤；②重度反流时，胸骨左下缘有第三心音，吸气时增强；③胸骨左下缘或剑突区高调、吹风样和全收缩期杂音；④三尖瓣脱垂有收缩期喀喇音；⑤可触及肝脏收缩期搏动；⑥有体循环淤血体征。

【诊断要点】

1. 胸骨左下缘收缩期杂音随吸气增强。

2. X线、心电图显示右心房扩大。

3. 多普勒超声心动图有助于检测、诊断并定量三尖瓣反流程度。

【治疗方案及原则】

1. 内科治疗　主要针对右心功能不全，并控制房颤患者的心室率。

2. 外科治疗　不合并肺动脉高压者不需手术；继发于二尖瓣或主动脉瓣疾病者在人工瓣膜置换术的术中可探测三尖瓣反流程度以决定不手术、行瓣环成形术还是人工瓣膜置换术；三尖瓣下移畸形、感染性心内膜炎等需行人工瓣膜置换术；静脉药瘾患者可先切除三尖瓣并控制感染，6～9个月后再植入人工瓣膜。三尖瓣行机械瓣置换易出现血栓栓塞并发症，故多使用生物瓣。

## 肺动脉瓣狭窄

【病因】

肺动脉瓣狭窄以先天性畸形最为常见。风湿性心脏病所致者极少见，且病变较轻，多合并其他瓣膜病变。其他病因还包括类癌综合征等。心脏肿瘤和Vasalva窦瘤也可导致类似肺动脉瓣狭窄的表现。

【临床表现】

1. 初为隐匿性，可被伴随疾病的症状所掩盖。当肺动脉瓣压力阶差增加时，症状可逐步出现，如劳力性呼吸困难、胸痛和乏力等。

2. 肺动脉瓣第二心音减弱。于胸骨左下缘常可闻及第四心音。典型的肺动脉狭窄在收缩晚期递增、递减性杂音出现前，于胸骨左上缘可闻及高调的收缩期喀喇音。

【诊断要点】

1. 心电图可出现右心室劳损、肺动脉高压表现。

2. 多普勒超声心动图可确定肺动脉狭窄的性质、部位和程度。

【治疗方案及原则】

以球囊扩张为主。轻度狭窄（峰压力阶差≤40mmHg）无需治疗；有症状的中度狭窄（峰压力阶差41～79mmHg）应进行球囊瓣膜成形术；重度狭窄（峰压力阶差≥80mmHg）更应进行球囊瓣膜成形术。瓣膜无弹性的肺动脉瓣狭窄球囊瓣膜成形术效果差，需行生物瓣置换术或肺动脉瓣同种异体移植。

## 肺动脉瓣关闭不全

【病因】

肺动脉瓣关闭不全的最常见病因为继发于肺动脉高压或肺动脉扩张的肺动脉瓣环扩张，其次为感染性心内膜炎，亦有医源性损伤如法洛四联症手术所致者。其他病因包括先天畸形、创伤、类癌综合征、风湿性心脏病和梅毒等。

【临床表现】

1. 不合并肺动脉高压者常可耐受，合并肺动脉高压者可出现右心功能不全表现；在多数患者中，肺动脉瓣关闭不全的症状常被原发疾病所掩盖。

2. 胸骨左缘第 2 肋间可扪及肺动脉收缩期搏动，可伴收缩或舒张期震颤。肺动脉高压时，肺动脉瓣第二心音增强或分裂，胸骨左缘第 2 肋间可闻及收缩期喷射音。胸骨左缘第 4 肋间常有第三和第四心音。继发于肺动脉高压者，在胸骨左缘第 2~4 肋间有第二心音后立即开始的舒张早期叹气样高调递减型杂音，称为 Graham Steell 杂音。

【诊断要点】

1. 胸骨左上缘吸气性增强的舒张期杂音。第二音分裂和肺动脉第二心音亢进。

2. X 线有右心室和肺动脉干扩大，心电图有右心室肥厚征。

3. 多普勒超声心动图对诊断敏感且可定量确定反流程度。

【治疗方案及原则】

主要治疗原发疾病，仅在严重病变导致难治性右心衰时方考虑生物瓣置换术或肺动脉瓣同种异体移植，除此之外也可采用经皮肺动脉瓣置换术。

# 第四节 多 瓣 膜 病

【概述】

多瓣膜病又称联合瓣膜病，是指两个或两个以上瓣膜的病变同时存在。病因多为风湿性，少数为老年性退行性改变，累及并损伤两个或以上瓣膜，以二尖瓣狭窄或关闭不全合并主动脉瓣关闭不全或狭窄最为多见，其次为二尖瓣、主动脉瓣和三尖瓣病变同时存在，而肺动脉瓣极少受累发病。功能性三尖瓣关闭不全在二尖瓣病变晚期很常见。此外，感染性心内膜炎，瓣膜黏液样变性，马方综合征，系统性红斑狼疮等也可造成联合瓣膜损害。

多瓣膜损伤的临床进展和自然病程取决于每一种病变相对的严重程度以及病变进展的速度及顺序。每一种瓣膜损害都将对心脏和循环系统造成特定的影响。总的来说，联合瓣膜病变在病理生理上往往使病情加重，病程发展更快，对心脏功能造成综合性的不良影响。而且其预后比单一瓣膜病变的预后差。

1. 主动脉瓣狭窄伴二尖瓣关闭不全 由于左心室流出道受阻，加重了二尖瓣反流，并使左心室向主动脉的搏出量减少更明显，故左心房失代偿及肺淤血提早发生，临床上乏力症状及运动耐量的降低更明显。

2. 主动脉瓣狭窄合并二尖瓣狭窄 当前者重后者轻时，左心室舒张末期压力增高，舒张期二尖瓣跨瓣压力阶差缩小，易致左心房衰竭。当前者轻后者重，则因左心室充盈压下降，左心室心搏量明显降低。

3. 主动脉瓣关闭不全伴二尖瓣关闭不全 由于主动脉瓣关闭不全，心室舒张期回心血量大大增多，左心室舒张期容量负荷大大加重，左心室极易扩大和发生衰竭；而在收缩期反流入左心房的血流量也加大，易致左心房失代偿。

有一种情况是一个瓣膜的病变减弱了另一个瓣膜病变对心脏损害的影响，这些相互抵消的"血流动力学效应的改善"常混淆了临床表现：使症状、杂音及其他体征发生变化。从而给诊断带来困难，如：二尖瓣狭窄合并主动脉瓣狭窄时主动脉瓣区收缩期杂音减弱，第四心音减弱或消失；同时，心尖区舒张期杂音亦可减弱。二尖瓣狭窄伴主动脉瓣关闭不全时，可使二尖瓣狭窄之舒张晚期杂音减弱或消失。

【临床表现】

1. 症状 常见症状有：劳累后心悸气促、胸闷、疲乏无力或呼吸困难乃至端坐呼吸，常易发生呼吸道感染或痰中血丝、头晕，甚至晕厥或一过性意识丧失。病情进展至右心衰时可出现腹胀、纳差、少尿、水肿等。心律失常以房性和室性期前收缩、心房颤动多见。

2. 体征 口唇发紫或两颧潮红，颈静脉充盈或怒张，颈动脉搏动显著，心界扩大，心尖搏动下移。合并主动脉瓣关闭不全者，有体循环动脉压升高或脉压增大，枪击音，毛细血管搏动和水冲脉等。心尖区、主动脉瓣区可闻及收缩期和（或）舒张期杂音，S1 亢进或减弱、P2 亢进或分裂。出现右心衰的患者常常有肝脏淤血性肿大、压痛、腹水及下肢凹陷性水肿等。

【诊断要点】

1. 上述的症状和体征。

2. X 线检查 以二尖瓣病变为主的患者，可呈二尖瓣型心脏，左心房及右心室扩大，肺动脉段突出，两肺淤血；以主动脉瓣病变为主的患者，可呈主动脉瓣型心脏，左心房、左心室扩大，升主动脉迂曲增宽，上腔静脉影增宽等。联合瓣膜病变合并有全心衰的患者，往往有二尖瓣型心脏和主动脉瓣型心脏并存的表现。

3. 心电图 心电图示电轴右偏或左偏，左心房、右心室或左心室扩大。可出现二尖瓣型 P 波或心房颤动。房性或室性期前收缩、心肌劳损或缺血。传导阻滞以左束支或右束支阻滞多见。

4. 超声心动图 超声心动图对诊断和鉴别某个心脏瓣膜病具有重要意义，尤其是联合瓣膜病更为突出。可观察瓣膜形态或结构改变和血流通过瓣膜的状况，各心腔大小，测算肺动脉压力、跨瓣压差及心功能状态等。同时能够评价治疗效果及对心功能进行随访。

5. 心导管检查和心血管造影 联合瓣膜病可经右心导管测定肺毛细血管楔压、肺动脉压以及右心房、右心室压力。经左心导管行升主动脉造影，可观察到主动脉增宽、瓣环扩大、狭窄和反流情况；经左心导管也可以测定跨主动脉瓣压力阶差、了解主动脉及二尖瓣反流量、心功能状况等，对判断手术适应证和预后具有重要意义。

40 岁以上的患者，尤其是男性患者，多需行冠状动脉造影，以排除冠状动脉病变。如同时存在冠状动脉狭窄或闭塞，应在瓣膜置换术的同期行冠状动脉旁路移植术（CABG），否则将影响瓣膜置换术的疗效。

【治疗原则及方案】

联合瓣膜病的治疗，应全面分析纠治某一瓣膜病变的利弊关系，有时纠正了某一瓣膜的病变，会明显加重另一瓣膜病变的异常血流动力学改变。因此，通常情况下是对合并存在的瓣膜病变同时进行纠正。同时，应警惕和积极处理因风湿活动、长期压力负荷或容量负荷过重及心肌缺血造成的心肌损害所导致的潜在并发症。治疗原则如下（具体治疗措施同其他瓣膜病章节）。

1. 内科治疗 心功能尚处于代偿阶段或病变较轻者，可予内科对症治疗，预防风湿活动和感染性心内膜炎，治疗并发症（如心律失常、血栓形成或栓塞、咯血等），控制好心功能。

2. 手术治疗 ①二尖瓣和主动脉瓣置换术。适应证：风湿性主动脉瓣和二尖瓣病变、二尖瓣及主动脉瓣黏液样变性或退行性变、感染性心内膜炎造成上述两个瓣膜严重损伤（严重的瓣膜关闭不全、钙化和瓣膜下粘连），已经造成心腔和主动脉管腔明显增大，心功能失代偿。②主动脉瓣置换术和二尖瓣成形术。适应证：风湿性主动脉瓣病变合并二尖瓣狭窄属隔膜型或二尖瓣关闭不全仅以瓣环扩大为主。③二尖瓣、主动脉瓣与三尖瓣同期手术，其中 80% 的患者可行三尖瓣成形术。适应证：风湿性二尖瓣与主动脉瓣严重病变，合并三尖瓣病变多为功能性关闭不全，即使为风湿性三尖瓣病变，其程度也较二尖瓣为轻。

3. 术后主要并发症及处理要点　联合瓣膜病变，特别是二尖瓣、主动脉瓣与三尖瓣病变的同期手术，因其术前心肌损害严重、病程长、心脏扩大显著以及肺动脉高压形成，对手术创伤的耐受性差，且术中体外循环和主动脉阻断时间长，更加重心肌损害。因此，术前应充分改善其心功能，术后则必须加强循环和呼吸系统的功能支持和治疗措施。

# 第八章 感染性心内膜炎

【概述】

感染性心内膜炎（infective endocarditis，IE）是由各种病原体感染所致的心瓣膜或心内膜的炎症和伴随的全身性病理过程。感染的病原体主要为细菌，也可为真菌、病毒、立克次体、衣原体等。其临床特点是发热、贫血、心脏杂音、瓣膜关闭不全、脾大、心内膜赘生物及导致的血管栓塞现象。

感染性心内膜炎可以发生于原有心脏瓣膜病或先天性心血管畸形的患者，也可发生于原无心脏疾病的正常心内膜。经由静脉、动脉进行心导管诊断检查和介入治疗亦可导致心内膜炎。近年来，毒品静脉注射所致的感染性心内膜炎有逐年增多的趋势，这类心内膜炎多累及右侧心脏，三尖瓣是最常罹患之处。

根据发病情况和病程，感染性心内膜炎可以分为急性和亚急性，此外也有将感染性心内膜炎分为自体瓣膜心内膜炎、人造瓣膜心内膜炎和药瘾者心内膜炎。

感染性心内膜炎的预后与瓣膜条件、病原体种类和全身状况因素等有关系，而能否早期诊断，早期治疗，使用合理、有效和足量的抗生素治疗甚为重要。

【临床表现】

1. 发热　是最常见的症状，除少数老年或心肾衰竭重症患者外，在病程中几乎每例均有不同程度的发热。

2. 心脏杂音　几乎所有的患者均可闻及心脏杂音，其特点是原有心脏杂音的变化或出现新的杂音。

3. 动脉栓塞　可发生脑、肾、脾、肺、冠状动脉、肠系膜动脉和肢体动脉栓塞。

4. 周围体征　现已少见。可表现为瘀点、指（趾）甲下条纹状出血、Roth 斑、Osler 斑或 Janeway 损害。

5. 感染的非特异性症状　贫血较常见，另外可见脾大及杵状指（趾）。

6. 并发症　①充血性心力衰竭：为最常见的并发症。主要由瓣膜关闭不全引起；②细菌性动脉瘤：多无症状，可摸及搏动性肿块；③迁移性脓肿：多发生于肝、脾、骨髓和神经系统；④神经系统：可出现脑栓塞、脑细菌性动脉瘤、脑出血、脑脓肿、中毒性脑病、化脓性脑膜炎的表现；⑤大多数有肾损害：包括肾动脉栓塞和肾梗死、肾小球肾炎。

【诊断要点】

诊断感染性心内膜炎的 Duck 标准：

（一）临床标准

1. 确诊 IE

（1）病理学标准：①病原体：经血培养得以表现，包括源于手术当中的赘生物，血栓赘生物到心内脓肿。②病理学损害：赘生物或心内脓肿组织学证实为急性 IE。

（2）临床标准：①2 项主要标准；或②1 项主要标准与 3 项次要标准；或③5 项次要标准。

2. 可能 IE　①1 项主要标准与 1 项次要标准或②3 项次要标准。

3. 排除 IE　①确定的其他诊断证据；②抗生素治疗≤4 天其临床表现消失；③经≤4 天抗生素治疗，外科手术或尸检未发现病理学证据。

（二）主要标准

1. 血培养阳性

（1）IE 的典型致病菌。

（2）持续性阳性：①间隔 12 小时以上抽取的血培养；②所有 3 次或≥4 次中的大多数血培养阳性（第一次与最后一次相隔≥1 小时）。

2. 心内膜受累的证据

（1）超声心动图检查阳性：①瓣膜或腱索等有摆动的团块；或②心脏脓肿；或③置换的瓣膜有新的部分裂开。

（2）新的瓣膜反流。

（三）次要标准

1. 易感染因素　易于感染的心脏基础疾病或注射药物滥用。

2. 发热　体温≥38℃。

3. 血管现象　大动脉的栓塞，化脓性肺梗死，真菌性血管瘤，颅内出血，Janeway 结节。

4. 免疫学现象　肾小球肾炎，Osler 结节，Roth 斑点，类风湿因子。

5. 微生物学证据　阳性血培养但未达到主要标准，或有感染性心内膜炎相关性微生物活动性感染的血清学证据。

6. 超声心动图　与感染性心内膜炎一致但未达主要标准。

【治疗方案和原则】

1. 感染性心内膜炎的预防（表 8-1）。

2. 感染性心内膜炎的药物治疗

（1）基本原则：早期用药，剂量要足，疗程宜长。选用杀菌剂，监测血清

### 表 8-1 成人感染性心内膜炎的预防用药方案

**1. 牙科或口腔、上呼吸道手术**

| | | |
|---|---|---|
| 低-中危险者 | 无青霉素过敏 | 术前 1 小时口服氨苄青霉素胶囊 3g，术后 6 小时重复一次 |
| 高危患者 | 无青霉素过敏 | 氨苄青霉素如上法，或术前 0.5 小时氨苄西林 1g 静脉注射；必要时，在术后 8 小时重复（或氨苄西林胶囊 1.5g 口服） |
| | 若青霉素过敏 | 术前 1 小时口服红霉素 1g 和术后 6 小时口服 0.5g 或术前 1 小时克林霉素 300mg 静脉注射和术后 6 小时 150mg 静脉注射或术前 1 小时万古霉素 1g 静脉滴注 |

**2. 胃肠、泌尿生殖系手术或器械检查**

无青霉素过敏

| | |
|---|---|
| 低危险者可口服给药 | 术前 1 小时口服氨苄青霉素胶囊 3g，术后 6 小时重复 术前 0.5 小时氨苄西林 1g 静脉注射 必要时术后 8 小时重复（或氨苄西林胶囊 1.5g 口服） |
| 若青霉素过敏 | 术前 1 小时万古霉素 1g 静脉滴注 加庆大霉素 1.5mg/kg 静脉注射；必要时术后 8 小时重复 |

杀菌滴度。调整药物剂量，联合用药，根据血培养和药敏试验结果选药。

（2）抗生素治疗：对确定的细菌选择敏感的抗生素是内科治疗的重要措施（表 8-1~8-5）。

### 表 8-2 链球菌所致自身瓣膜心内膜炎（NVE）或人造瓣膜心内膜炎（PVE）的治疗决策

治疗方案 A　NVE；对青霉素高敏（MIC≤0.1mg/L）

| | |
|---|---|
| 患者年龄≤65 岁，血肌酐水平正常 | 青霉素 G 1200 万~2000 万 U/24h 静脉注射，分成 4~6 次/日，共 4 周，加庆大霉素 3mg/(kg·d) 静脉注射（最大 240mg/日），分成 2~3 次/日，共 2 周 |
| 与上面情况相同，无并发症以及临床治疗反应快速 | 青霉素 G 1200 万~2000 万 U/24h 静脉注射，分成 4~6 次/日，住院治疗后 7 天继续治疗 2 周或 4 周 |
| 患者年龄≥65 岁，以及/或血肌酐水平升高或对青霉素过敏 | 青霉素剂量根据肾脏功能调整，共 4 周。或头孢曲松（头孢三嗪）2g/次静脉注射，每日 1 次，共 4 周 |
| 患者对青霉素或头孢菌素过敏 | 万古霉素 30mg/(kg·d) 静脉注射，分成 2 次/日，共 4 周 |

治疗方案 B　对青霉素敏感（MIC 0.1~0.5mg/L）或 PVE

| | |
|---|---|
| | 青霉素 2000 万~2400 万 U/24h 静脉注射，分成 4~6 次/日或头孢曲松 2g 每日 1 次静脉注射，疗程均为 4 周，加庆大霉素 3mg/(kg·d) 静脉注射，分成 2~3 次/日，共 2 周 |
| | 万古霉素可作为单药治疗共 4 周，剂量同上 |

治疗方案 C　对青霉素耐药；MIC＞0.5mg/L

| | |
|---|---|
| | 对青霉素过敏患者可用奈替米星作为替代，剂量为 2~3mg/kg，1 次/日（峰血清浓度＜16mg/L） |

### 表 8-3 肠球菌及耐青霉素的链球菌所致的 IE 的治疗决策

| | |
|---|---|
| 青霉素 MIC≤8mg/L 和庆大霉素 MIC＜500mg/L | 青霉素 G 1600 万～2000 万 U 静脉注射，分成 4～6 次/日，加庆大霉素 3mg/kg 静脉注射，分成 2 次/日，共 4 周 |
| 青霉素过敏患者，同时对青霉素/庆大霉素敏感肠球菌 | 万古霉素 30mg/(kg·d) 静脉注射，分成 2 次/日，加庆大霉素（剂量同上）共 6 周 |
| 青霉素耐药菌株，MIC＞8mg/L | 万古霉素加庆大霉素（剂量同上）共 6 周 |
| 万古霉素耐药菌株，包括对万古霉素低耐药（MIC 4～16mg/L）或对庆大霉素高耐药 | 向有经验的微生物专家请求协助。如果抗生素治疗失败，应尽早考虑行瓣膜置换术 |

### 表 8-4 葡萄球菌所致的 IE 的治疗决策

| 治疗方案 A NVE | |
|---|---|
| 金黄色葡萄球菌（MSSA）对青霉素不过敏 | 苯唑西林 [a]8～12g/d，静脉注射，分成 3～4 次/日，至少用 4 周，在最初 3～5 天内加庆大霉素 3mg/(kg·d)（最大 240mg/d）静脉注射，分成 2～3 次/日 |
| MSSA 对青霉素过敏 | 万古霉素 30 mg/(kg·d) 静脉注射，分成 2 次/日[b]，共 4～6 周，在最初 3～5 天内加庆大霉素 3mg/(kg·d)（最大 240mg/d）静脉注射，分成 2～3 次/日 |
| 耐甲氧西林金黄色葡萄球菌（MRSA） | 万古霉素 30mg/(kg·d) 静脉注射，分成 2 次/日，共 6 周 |

| 治疗方案 B PVE | |
|---|---|
| MSSA | 苯唑西林 8～12g/d 静脉注射，分成 3～4 次/日，加利福霉素 900mg/d 静脉注射，分成 3 次/日，两者共用 6～8 周，在最初 2 周内加庆大霉素 3mg/(kg·d) 静脉注射，分成 2～3 次/日 |
| MRSA，凝固酶阴性葡萄球菌（CoNS）[c] | 万古霉素 30mg/(kg·d) 静脉注射，分成 2 次/日，共 6 周，加利福霉素 900mg/d 静脉注射，分成 3 次/日，再加庆大霉素 [d]3mg/(kg·d)（最大 240mg/d）静脉注射，分成 2～3 次/日，共用 6～8 周 |

注：[a] 或同一类；[b] 每次静注时间至少 60 分钟以上；[c] 对苯唑西林敏感的 CONS，应用苯唑西林替代万古霉素；[d] 体外对庆大霉素敏感，对 MRSA 而言在整个疗程中联用庆大霉素，而对 CONS 仅用于治疗的最初 2 周内

### 表 8-5 血培养阴性的心内膜炎或致病菌未确定但须紧急治疗的治疗决策

| NVE | |
|---|---|
| 万古霉素 | 15mg/kg，静脉注射，每 12 小时 1 次[a,b]，4～6 周 |
| ＋庆大霉素 | 1.0mg/kg，静脉注射，每 8 小时 1 次，2 周 |
| PVE | |
| 万古霉素 | 15mg/kg，静脉注射，每 12 小时 1 次，4～6 周 |
| ＋利福霉素 | 300～450mg 口服，每 8 小时 1 次，4～6 周 |
| ＋庆大霉素 | 1.0mg/kg，静脉注射，每 8 小时 1 次，2 周 |

注：[a] 最大 2g/天；[b] 可用氨苄西林替代

3. 外科治疗　对有适应证的患者在心脏出现严重病理改变前和一般情况较好时实施心脏手术方可改善预后。

（1）自体瓣膜心内膜炎需手术的指征：①急、慢性主动脉瓣或二尖瓣关闭不全伴进行性心功能不全；②有瓣周损害的证据（局部感染未控制）；③7～10天充分的抗生素治疗感染未控制；④抗生素治疗但疗效不好的微生物；⑤赘生物超过10mm（治疗前或治疗1周后）；⑥抗生素治疗后仍有多发性栓塞或赘生物出现阳性栓塞症状。

（2）人工瓣膜心内膜炎需手术的指征：①人工瓣膜植入后不久发生感染性心内膜炎；②伴血流动力学异常的人工瓣膜功能障碍；③出现瓣周病变；④抗生素治疗7～10天仍发热或充分的抗生素治疗仍有复发性栓塞；⑤耐药性病原菌；⑥赘生物引起阻塞症状。

# 第九章 心肌疾病

## 第一节 原发性心肌病

### 扩张型心肌病

【概述】

扩张型心肌病（DCM）是以心室腔扩大，收缩功能下降，左心室壁厚度正常为特征；通常用二维超声心动图进行诊断的一种心肌病。DCM导致心力衰竭进行性加重，左心室收缩功能下降，室上性和室性心律失常，传导系统异常，血栓栓塞，猝死和心力衰竭相关的死亡。DCM发病率为5～8/（10万人·年），大部分为不可逆的心肌病变。它是发生心力衰竭的第3位原因，心脏移植的最主要原因。DCM发病年龄范围大，可以发生于年幼的儿童，最常见于30～40岁。通常在症状严重和活动受限时才发现患病。用超声心动图进行家族筛查时，可以发现没有症状或症状轻的患者。

【临床表现】

1. 最突出的症状是左心室衰竭的症状。因心排出量减少而引起的疲劳和软弱颇为常见。患者常不能耐受运动。右心衰竭是晚期的体征，预示预后特别差。

2. 体检常见不同程度的心脏扩大和充血性心力衰竭的表现。

3. 左心房室来源的血栓造成的体循环血栓栓塞以及静脉系统的血栓造成的肺栓塞为DCM常见的晚期并发症。

【诊断要点】

1. 起病多缓慢，以充血性心力衰竭为主要表现。

2. 心界扩大，奔马律，可出现各种心律失常。

3. X线检查示心影扩大。

4. 心电图示心脏肥大，心肌损害，心律失常。

5. 超声心动图示心室内径扩大，室壁运动减弱，左心室射血分数降至50％以下。

6. 排除其他心脏病。

【治疗方案及原则】

治疗目标：阻止基础病因介导的心肌损害，有效的控制心力衰竭和心律失常，预防猝死和栓塞，提高 DCM 患者的生活质量和生存率。

1. 病因治疗　对于不明原因的 DCM 要积极寻找病因，排除任何引起心肌疾病的可能病因并给予积极的治疗，如控制感染、严格限酒或戒酒、改变不良的生活方式等。

2. 药物治疗　治疗心力衰竭、预防栓塞、改善心肌代谢。

3. 非药物治疗　少数 DCM 患者心率过于缓慢，有必要置入永久性起搏器。少数患者有严重的心律失常，危及生命，药物治疗不能控制，LVEF＜30％，伴轻至中度心力衰竭症状、预期临床状态预后良好的患者建议置入心脏电复律除颤器（ICD），预防猝死的发生。

4. 外科治疗　左心室辅助装置治疗可提供血流动力学支持，建议：①等待心脏移植；②不适于心脏移植的患者或估计药物治疗 1 年死亡率大于 50％的患者，给予永久性或"终生"左心室辅助装置治疗。对于常规内科或介入等方法治疗无效的难治性心力衰竭，心脏移植是目前唯一已确立的外科治疗方法。

# 肥厚型心肌病

【概述】

肥厚型心肌病是一种以心肌进行性肥厚、心室腔进行性缩小为特征，以左心室血液充盈受阻，舒张期顺应性下降为基本特点的心肌病。根据有无左心室流出道梗阻可将其分为梗阻型和非梗阻型两型。本病曾被称为非对称性室间隔肥厚、肥厚梗阻型心肌病、特发性主动脉瓣下狭窄等，但由于心肌肥厚可为向心性肥厚，多数情况下并无流出道梗阻，故上述提法现已基本上被肥厚型心肌病取代。本病常为青年猝死的原因，后期可出现心力衰竭。本病常有明显家族史，目前被认为是常染色体显性遗传疾病，肌节收缩蛋白基因突变是主要的致病因素。还有研究认为儿茶酚胺代谢异常、细胞内钙调节异常、高血压、高强度运动等均可作为本病发病的促进因子。肥厚型心肌病的主要病理改变在心肌，尤其是左心室形态学的改变。其特征为不均等的心室间隔增厚，亦有心肌均匀肥厚（或）心尖部肥厚的类型。本病的组织学特征为心肌细胞肥大，形态特异，排列紊乱。尤以左心室间隔部改变明显。

【临床表现】

起病多缓慢。约 1/3 有家族史。男性明显多于女性，症状大多出现于30～40岁以前，多数患者无症状或仅有轻微症状，随年龄增加症状日趋明显。

某些患者首发临床症状可以是猝死。

1. 主要症状

（1）呼吸困难：90％有症状的患者出现呼吸困难。多在劳累后出现，严重者呈端坐呼吸或夜间阵发性呼吸困难。

（2）心前区疼痛：大约 3/4 的患者出现心前区疼痛。常于劳累后出现，类似心绞痛，可典型或不典型，含化硝酸甘油后症状加重。

（3）头晕和昏厥：多在活动时发生，是由于心率加快，使原已舒张期充盈欠佳的左心室舒张期进一步缩短，加重充盈不足，心排血量减低，致血压下降所致。

（4）乏力、心悸：患者感心跳剧烈，可能由于心功能减退或心律失常所致。

（5）心力衰竭及猝死：多见于晚期患者，由于心肌顺应性减低，心室舒张末期压力显著增高，继而心房压增高，常合并心房颤动。晚期患者广泛心肌纤维化，心室收缩功能也减弱，易发生心力衰竭及猝死。

2. 体征　在无压力阶差的无症状患者，或心肌轻度肥厚，或心尖肥厚者可无异常体征。临床常见的异常体征包括：

（1）心浊音界向左扩大：心尖搏动向左下移位，有抬举性冲动。或有心尖双搏动。

（2）胸骨左缘下段心尖内侧可闻及收缩中期或晚期喷射性杂音，向心尖而不向心底传导，可伴有收缩期震颤，见于有心室流出道梗阻的患者。

（3）第二音可呈反常分裂，是由于左心室射血受阻，主动脉瓣延迟关闭所致。第三心音常见于伴有二尖瓣关闭不全的患者。

【诊断要点】

1. 有左心室流出道梗阻的患者具有特征性临床表现，诊断并不困难。

2. 超声心动图检查及心脏磁共振显像是极为重要的无创性诊断方法，无论梗阻与非梗阻患者均有帮助，室间隔厚度≥18mm，并有二尖瓣收缩期前移，足以区分梗阻与非梗阻型病例。

3. 心室造影对诊断也有一定价值。

4. 临床上在胸骨左缘下段有收缩期杂音是考虑本病的第一线索，用生理动作或药物作用影响血流动力学而观察杂音改变有助于诊断。

【治疗方案及原则】

本病的治疗应以缓解症状，预防并发症和减少死亡危险为主要目标。

1. 一般治疗　应避免劳累、激动、突然用力，避免使用增强心肌收缩力和减轻心脏负荷的药物，以免使心室流出道梗阻加重。

2. β受体阻滞剂　使心肌收缩力减弱，减轻流出道梗阻，减少心肌氧耗，增加舒张期心室扩张，且能减慢心率，增加心搏出量。

3. 钙离子通道阻滞剂 对于 β 受体阻滞剂治疗无效的患者，钙离子通道阻滞剂对改善症状常常有效，既可减轻左室流出道压差，又能改善舒张期充盈及局部心肌血流。

4. 抗心律失常药 主要用于控制室性心律失常与心房颤动。

5. 双腔起搏器（DDD） 置入双腔 DDD 起搏器可能有助于治疗某些有流出道压力阶差和严重症状的患者，尤其是老年人。

6. 埋藏式心律转复除颤器（ICD）置入 在高危患者，尤其是有持续性、单形性 VT 的大多数患者，或有猝死危险者应置入 ICD。

7. 酒精室间隔化学消融术 对于静息状态或运动中有压力阶差的患者，该项治疗有效。

8. 外科手术治疗 其目的是减轻流出道压力阶差。当静息状态时，压力阶差＞50mmHg，对药物治疗反应欠佳，且有明显症状者最适宜此项治疗。

## 限制型心肌病

【概述】

限制型心肌病以一侧或双侧心室充盈受限和舒张期容量降低为特征，收缩功能和室壁厚度正常或接近正常，可见间质纤维化。其病因为特发性、心肌淀粉样变性、心内膜病变伴或不伴嗜酸性粒细胞增多症。限制型心肌病比较少见。男女之比为 3∶1，大多数年龄在 15~50 岁。

【临床表现】

1. 起病比较缓慢。早期可有发热，逐渐出现乏力、头晕、气急。

2. 病变以左心室为主者有左心衰竭和肺动脉高压的表现如气急、咳嗽、咯血、肺基底部啰音、肺动脉瓣区第二音亢进等。

3. 病变以右心室为主者有左心室回血受阻的表现如颈静脉怒张、肝大、下肢水肿、腹水等。

4. 心脏搏动常减弱，浊音界轻度增大，心音轻，心率快，可有舒张期奔马律及心律失常。心包积液也可存在。内脏栓塞不少见。

【诊断要点】

1. 上述临床表现。

2. 心电图 左心房或左心室肥大，心肌损害，异常 Q 波及束支传导阻滞等变化。

3. X 线检查 心影扩大或正常大小，心搏减弱，选择性左心室造影见心室腔缩小，心内膜可有线状钙化现象。

4. 超声心动图　心室壁增厚，心腔内径缩小，心内膜回声增强，心房扩大。

5. 心内膜心肌活检有助于确定限制型心肌病属原发性或继发性。

6. 需排除缩窄性心包炎。

【治疗方案及原则】

1. 一般治疗　休息，心衰时低盐饮食。

2. 改善心功能　应用利尿剂期间必须注意电解质平衡。

3. 防治心律失常　洋地黄类药物用于有心衰或房颤伴快速心室率患者，剂量宜较小，并注意毒性反应。对合并完全性房室传导阻滞药物治疗效果差者可安装永久性人工心脏起搏器。

4. 有栓塞者做溶栓、抗凝治疗。

5. 外科治疗　包括切除附壁血栓和纤维化的心内膜、置换二尖瓣和三尖瓣。

## 致心律失常型右心室心肌病

【概述】

致心律失常型右心室心肌病（ARVC）旧称致心律失常右心室发育不良（ARVD）。其特征为右心室心肌被进行性纤维脂肪组织所置换，起初为区域性，逐渐呈全心弥漫性受累。有时左心室亦可受累，而间隔相对很少受累。常为家族性发病，系常染色体显性遗传。临床常表现为心律失常、右心室扩大和猝死。

【临床表现】

1. 隐匿型　有少数患者可无症状，只因常规胸部 X 线检查发现右心室增大而引起注意。

2. 室性心律失常　是 ARVC 最常见的表现。以反复发生持续或非持续性 VT 为特征，可从室性期前收缩到 VT 甚至心室颤动，VT 为左束支阻滞型。

3. 心脏性猝死　部分患者以猝死为首发症状，多为≤35 岁的青年人，常发生在体力活动时。

4. 右心衰竭　表现为不明原因的充血性心力衰竭。患者年龄多在 40 岁以上。伴严重左心受累者可发生全心衰竭，病变呈弥漫性酷似扩张型心肌病，两者鉴别困难。

【诊断要点】

欧洲心脏协会（1994 年）制定了 ARVC 的诊断标准，有两项主要标准，或一项主要标准加两项次要标准，或四项次要标准时可诊断本病，建议参考和采用这一诊断标准。具体诊断标准如下：

1. 家族史　①主要标准：外科或尸检证实为家族性疾病。②次要标准：家族史有早年猝死者（＜35 岁），临床疑似 ARVC 导致；存在家族史（临床诊断由目前诊断标准确定）。

2. 心电图除极/传导异常　①主要标准：右胸导联（$V_{1\sim3}$）的 QRS 波群终末部分出现 Epsilon 波，或 QRS 波群；局部性增宽（＞110 毫秒）；②次要标准：平均信号心电图提示晚电位阳性。

3. 心电图复极异常　（次要标准）右胸导联（$V_2$，$V_3$）T 波倒置（年龄 12 岁以上，且无右束支传导阻滞）。

4. 心律失常　（次要标准）VT 伴持续或非持续左束支阻滞形态，可为体表心电图、动态心电图或运动试验记录；频发室性期前收缩，动态心电图大于 1000 个/24h。

5. 普遍性及（或）局限性功能障碍与结构改变　①主要标准：右心室严重扩张，右心室射血分数降低，无或仅有轻度左心室异常；右心室局限性室壁瘤（运动丧失或运动障碍呈舒张期膨出）；右心室严重节段性扩张；②次要标准：右心室轻度普遍性扩张及（或）射血分数降低，左心室正常；右心室轻度节段性扩张；右心室节段性活动减弱。

6. 心室壁组织学特征　（主要标准）心内膜活检显示心肌被纤维脂肪组织取代；证据由心脏二维超声、心脏造影、磁共振或心肌核素扫描获得。

【治疗方案及原则】

1. 内科治疗　通常采用内科对症治疗，对于心律失常者可使用各种抗心律失常药。

2. 导管消融　射频消融可以用于治疗 ARVC-VT，但成功率多数不到 50%，往往易复发或形成新的 VT，因此不作为首选治疗措施。

3. ICD 治疗　可以增加生存率，是目前唯一明确有效预防心源性猝死的治疗措施。临床研究证实 ICD 治疗可以改善预后，降低死亡率。建议在高危患者，特别是存在 VT 或晕厥证据患者中安装 ICD，推荐等级拟为Ⅱa 类，其他高危患者拟为Ⅱb 类。ARVC 患者的 ICD 在参数设置中应注意区分室上性心动过速及接近正常窦性心率的 VT。

4. 手术治疗　治疗无效的终末期患者建议外科心脏移植治疗。

## 未分类心肌病

【概述】

未分类心肌病是指不适合归类于上述类型的心肌病（如单行纤维增生症、

非致密性心肌病、心室扩张甚轻而收缩功能减弱、线粒体受累）。某些疾病可出现几种类型心肌病的特征（如淀粉样变性、原发性高血压）。已认识到心律失常和传导系统疾病可能是心肌疾病的原因，但现在尚未将其列为心肌病范畴。

# 第二节　特异性心肌病

特异性心肌病（specific cardiomyopathy）是指伴有特异性心脏病或特异性系统性疾病的心肌疾病。多数特异性心肌病有心室扩张和因心肌病变所产生的各种心律失常或传导障碍，其临床表现类似扩张型心肌病。本节主要介绍酒精性心肌病、围生期心肌病、药物中毒性心肌病及克山病。

## 酒精性心肌病

【概述】

长期且每日大量饮酒，出现酒精依赖者，可呈现酷似扩张型心肌病的表现，称为酒精性心肌病（alcoholic cardiomyopathy）。该病多见于成年男性。如果一位70kg重的成年人，每日饮白酒120ml，饮用10年，即可以发生心肌病。酒精性心肌病的预后主要取决于心脏病变的程度、心功能损害的严重性以及患者能否完全戒酒等。在发病后仍继续饮酒者，4年后的死亡率高达57%。戒酒者在4年之后的病死率为6%。有报道完全戒酒者10年后的存活率为100%。

【临床表现】

1. 胸痛、心悸，甚者晕厥　主要与心律失常有关，其中窦性心动过速、心房颤动较常见。

2. 劳力性或夜间阵发性呼吸困难　心力衰竭时肺淤血所致。

3. 疲倦、乏力　由心功能不全、心排出量减少引起。

4. 右心衰竭症状　当心力衰竭持续较长时间，或反复发生心功能不全，可出现右心衰竭症状，如腹胀、胃胀痛、腹泻、少尿、水肿等。

5. 肺动脉及体循环动脉栓塞症状　较常见，有时可能为本病最早的临床表现。体循环动脉栓塞可以来源于左心室及左心房的附壁血栓。静脉系统可发生血栓性静脉炎。

【诊断要点】

1. 长期且每日大量饮酒史。

2. 有或无上述症状。

3. X线示心影扩大，心胸比＞55％。

4. 心电图左心室肥大多见，可伴各型心律失常。

5. 超声心动图或左心室造影示心室腔扩大，射血分数降低。

【治疗方案及原则】

1. 戒酒。

2. 内科治疗　心功能不全时，应采取降低心脏负荷（如卧床休息、低盐饮食、应用血管扩张剂与利尿剂等）及加强心肌收缩力的措施（如应用多巴胺、多巴酚丁胺、洋地黄制剂与磷酸二酯酶抑制剂等）。对快速性及缓慢性心律失常做相应的处理。

# 围生期心肌病

【概述】

围生期心肌病（peripartum cardiomyopathy，PPCM）是指在妊娠末期3个月以及分娩后6个月内首次出现的一组与妊娠分娩有关的心肌疾病。围生期心肌病的病因目前尚未明确。

【临床表现】

1. 劳力性呼吸困难、夜间阵发性呼吸困难　为心力衰竭的临床表现。

2. 胸痛　心前区疼痛有时与心绞痛相类似。

3. 心悸　多为心律失常，以房性与室性期前收缩及室上性心动过速最多见。在快速性心律失常中，阵发性或持续性心房颤动较常见，VT少见。

4. 咳嗽、咯血　约见于25％的病例，主要由于肺梗死所致。

5. 动脉栓塞症状　约见于25％～40％的病例。可以发生肺动脉及其他动脉栓塞，如脑、肾及下肢等动脉栓塞。

【诊断要点】

1. 妊娠末期3个月以及分娩后6个月。

2. 有或无上述症状。

3. 心电图异常，心脏轻度扩大。

4. 超声心动图发现轻度左心功能受损。

【治疗要点及原则】

1. 安静、增加营养、服用维生素类药物。

2. 针对心力衰竭，可使用洋地黄、利尿药和血管扩张剂等。

3. 心律失常的治疗。偶发房性与室性期前收缩可不予处理。多发、多源室性期前收缩可能为VT的先兆，应及时处理。对于一些快速性心律失常，如心房扑动或颤动、房性或室上性心动过速等，应及时控制。

4. 对栓塞病例应使用抗凝剂。

5. 采取避孕或绝育措施预防复发。

<h1 style="text-align:center">药物性心肌病</h1>

**【概述】**

药物性心肌病（drug-induced cardiomyopathy，DICM）是指接受某些药物治疗的患者由于药物对心肌的毒性作用，引起心肌损害，产生心肌肥厚和心脏扩大的心肌病变。能引起心肌损害的药物包括：①抗生素类，如四环素、青霉素、博来霉素，磺胺和蒽环类等；②抗癌药物如多柔比星和柔红霉素等；③抗精神病药物如奋乃静、氯丙嗪、三氟拉嗪和氟哌啶醇等；④三环类抗抑郁类药如氯米帕明、曲米帕明和多虑平等；⑤血管活性药物如肾上腺素、异丙肾上腺素和 5-羟色胺等；⑥心血管药物中的奎尼丁、洋地黄和利血平等；⑦砷、锑、酒精、一氧化碳、蛇毒和汞等毒性物质；⑧避孕药、甲基多巴和对乙酰氨基酚等。导致药物性心脏病的易患因素主要有：原发基础心脏病有无及心脏的功能状态，以及是否合并有肝、肾等重要脏器的功能损害。心脏功能愈差，发生药物性心脏病的机会愈大，病变也愈严重。其次，患者的体质虚弱，免疫功能低下易于患病。年龄过大、过小或特异体质也是高危因素之一。此外，多种药物联合应用，化疗药物联合应用，化疗并用放射治疗，尤其是胸部放射，药物的过量或长期应用均可使心脏受损的机会增加，具有上述情况者，一旦发生药物性心脏病，其病情多较严重，预后也不好。

**【临床表现】**

药物心肌病临床表现主要有各种心律失常、室内传导阻滞、ST-T 改变、急慢性心功能不全等，类似扩张型心肌病或非梗阻性心肌病的症状。

**【诊断要点】**

1. 用药前无明确心脏病史和临床证据，用药后出现新的心律失常、心脏扩大和心力衰竭等征象。

2. 药物治疗过程中或治疗后短期内出现有意义的心律失常或其他心电图异常，并有心脏扩大和充血性心力衰竭，可排除扩张型心肌病、非梗阻性肥厚型心肌病等其他心脏病者，临床上可拟诊相应性药物性心肌病。

3. 对于仅有提示心肌损害的心电图或心律改变且心脏症状较轻者，可拟诊药物性心肌改变。

4. 心内膜心肌活检有助于确定诊断。

**【治疗方案及原则】**

已确诊为药物性心肌病时必须：

1. 立即停用相应药物，包括可疑致心肌损害的药物。

2. 治疗心律失常和心功能不全。必要时进行心电与血流动力学监护。因药物治疗过程中所致的心律失常，不宜用奎尼丁、普鲁卡因胺治疗，可使用多巴胺或苯妥英钠。三环类抗抑郁药物所致心律失常使用利多卡因治疗，或输入碳酸氢钠碱化血液以加强药物与血浆蛋白结合，减少组织利用。锂盐所致窦房阻滞时禁用洋地黄，因后者将加重阻滞并引起心动过速。有充血性心力衰竭者可用强心利尿剂和血管扩张剂治疗。对过敏性心肌炎可采用糖皮质激素治疗。

3. 使用辅酶 $Q_{10}$、肌苷、三磷腺苷、维生素 $B_1$、维生素 $B_6$ 和二磷酸果糖等药物，以改善心肌能量代谢。

## 克山病（地方性心肌病）

【概述】

克山病（Keshan disease，KD）是在我国发现的一种原因未明的以心肌病变为主的疾病，亦称地方性心肌病（endemic cardiomyopathy，ECD）。1935年首先在黑龙江省克山县发现，故以克山病命名。新中国成立后积极防治本病，使本病发病率和病死率都有大幅度的下降，在预防、治疗方法和病因研究方面也取得了一些重要进展。1993年全国克山病重点监测工作会议指出全国已无急型、亚急型及慢型急性发作新病例出现，新发现潜在型109例，发病率4.2‰，新发现慢型为6例，发病率0.24‰。克山病的病因尚未清楚。

【临床表现】

主要为急性和慢性心功能不全，心脏扩大，心律失常以及脑、肺和肾等脏器的栓塞。临床上共分为4个类型，各型间可相互转变。

1. 急型　表现为急性心力衰竭、心源性休克和严重心律失常。严重者可在数小时或数天内死亡。

2. 亚急型　发病不如急型急骤，多为幼童，2～5岁占85%。主要表现为呼吸困难和水肿，介于急型与慢型之间。亦可出现心源性休克或急性心力衰竭。脑、肺、肾等重要脏器的栓塞并不少见。

3. 慢型（痨型）　起病缓慢，住院患者多已有明显症状，可由急型、亚急型或潜在型转化而来。临床表现主要为慢性充血性心力衰竭，常伴有各种心律失常。出现心悸、气短，劳累后加重，并可有尿少、水肿和腹水。晚期可有右心衰竭的体征如颈静脉怒张、肝肿大和下肢水肿等。严重者可有胸、腹腔积液，心源性肝硬化等表现。肺栓塞的发生率高（5%～20%）。

4. 潜在型　心脏处于代偿状态，相当于心功能Ⅰ级。呈隐匿性发展，发病时间不明确，可发生于健康人，亦可为其他型好转而来。前者常无症状，由其他型转变而来者可有心悸、气短、头昏、乏力等症状。心电图可有 ST-T 变化，完全右束支阻滞、QT 间期延长和期前收缩。

【诊断要点】

具有克山病发病特点，并具备以下任何一条或其中一项表现又能排除其他疾病：

1. 心脏扩大。

2. 急性或慢性心功能不全。

3. 心律失常 ①多发室性期前收缩（每分钟 6 次以上，运动后增加）；②心房颤动；③阵发性室性或室上性心动过速。

4. 奔马律。

5. 脑或其他部位栓塞。

6. 心电图改变 ①房室传导阻滞；②束支传导阻滞（不完全右束支传导阻滞除外）；③ST-T 改变；④QT 间期明显延长；⑤多发或多源性室性期前收缩；⑥阵发性室性或室上性心动过速；⑦心房颤动或心房扑动；⑧P 波异常（左、右心房增大或两心房负荷增大）。

7. X 线所见 心脏扩大。

8. 超声心动图的改变 ①左心房、左心室内径扩大；②射血分数（EF）降到 40% 以下；③室壁活动呈节段性障碍；④二尖瓣血流频谱 A 峰大于 E 峰。

9. 实验室检查 ①心肌酶谱的改变；②丙氨酸转氨酶（ALT）、天门冬氨酸转氨酶（AST）升高，并 AST/ALT>1；③乳酸脱氢酶（LDH）及其同工酶 $LDH_1$ 升高，$LDH_1>LDH_2$；④肌酸激酶（CK）及其同工酶 CK-MB 升高。

【治疗方案及原则】

本病应采用综合治疗。治疗原则：早期诊断，及时治疗、抢救心源性休克，控制心衰，纠正心律失常，改善心肌能量代谢及全身营养等。

1. 急型克山病 尽可能做到早发现、早诊断、早治疗。可给予大剂量维生素 C 静脉注射，选用改善心肌代谢药如辅酶 A、细胞色素 C、肌苷、辅酶 $Q_{10}$、三磷腺苷、环磷腺苷（cAMP）、曲美他嗪均可选用；采用亚冬眠疗法；给予血管活性药物应用；治疗心力衰竭；抗心律失常；抢救心源性休克。

2. 慢型克山病 慢型者以加强生活管理和长期抗心衰和控制心律失常治疗为主。减轻体力负荷，限制钠盐摄入，防止感染、过劳等诱因，积极改善心肌能量代谢。近晚期的慢性克山患者，肝肾功能正常者，心脏移植是挽救其生命和恢复其健康的最好治疗方法。

3. 亚急型克山病：治疗急慢性心力衰竭。

4. 潜在型克山病：不需特殊治疗，预防感染、避免过劳、注意营养，定期随访观察。

# 第三节 心 肌 炎

【概述】

心肌炎指心肌本身的炎症病变，有局灶性或弥漫性，也可分为急性、亚急性或慢性，总的分为感染性和非感染性两大类。感染性可由细菌、病毒、螺旋体、立克次体、真菌、原虫、蠕虫等所引起。非感染性包括过敏、变态反应（如风湿热等）、化学、物理或药物（如多柔比星等）。近年来由于风湿热和白喉等所致心肌炎逐渐减少，而病毒性心肌炎的发病率显著增多，本节重点叙述病毒性心肌炎。

【临床表现】

1. 症状 病毒性心肌炎患者临床表现常取决于病变的广泛程度，轻重变异很大，可完全没有症状，也可以猝死。约半数于发病前 1～3 周有病毒感染前驱症状，如发热，全身倦怠感，即所谓"感冒"样症状或恶心、呕吐等消化道症状。然后出现心悸、胸痛、呼吸困难、水肿，甚至阿-斯综合征。

2. 体检 体检可见与发热程度不平行的心动过速，各种心律失常，可听到第三心音或杂音。或有颈静脉怒张、肺部啰音、肝大等心力衰竭体征。重症可出现心源性休克。

3. X 线 胸部 X 线检查可见心影扩大或正常。

4. 心电图 常见 ST-T 改变和各型心律失常，特别是室性心律失常和房室传导阻滞等。如合并有心包炎可有 ST 段上升，严重心肌损害时可出现病理性 Q 波，需与心肌梗死鉴别。

5. 超声心动图 可正常，左心室舒张功能减退，节段性或弥漫性室壁运动减弱，左心室增大或附壁血栓等。

6. 血清肌钙蛋白（T 或 I）、心肌肌酸激酶（CK-MB）增高，血沉加快，C 反应蛋白增加等有助于诊断。

【诊断要点】

发病后 3 周内，相隔两周的两次血清 CVB 中和抗体滴度呈四倍或以上增高，或一次高达 1∶640，特异型 CVB IgM 1∶320 以上（按不同实验室标准），外周血白细胞肠道病毒核酸阳性等，均是一些可能但不是肯定的病因诊断指标。反复进行心内膜心肌活检有助于本病的诊断、病情和预后判断。但病毒感染心肌的确诊有赖于心内膜、心肌或心包组织内病毒、病毒抗原、病毒基因片段或病毒蛋白的检出，但一般不作常规检查。

1999 年全国心肌炎心肌病专题研讨会提出的成人急性心肌炎诊断参考标准如下：

1. 病史与体征 在上呼吸道感染、腹泻等病毒感染后 3 周内出现心脏表现，如出现不能用一般原因解释的感染后严重乏力、胸闷头晕（心排血量降低）、心尖第一心音明显减弱、舒张期奔马律、心包摩擦音、心脏扩大、充血性心力衰竭或阿-斯综合征等。

2. 上述感染后 3 周内出现下列心律失常或心电图改变者。

（1）窦性心动过速、房室传导阻滞、窦房阻滞或束支阻滞。

（2）多源、成对室性期前收缩，自主性房性或交界性心动过速，阵发或非阵发性 VT，心房或心室扑动或颤动。

（3）两个以上导联 ST 段呈水平型或下斜型下移＞0.05mV 或 ST 段异常抬高或出现异常 Q 波。

3. 心肌损伤的参考指标 病程中血清心肌肌钙蛋白 I 或肌钙蛋白 T（强调定量测定）、CK-MB 明显增高。超声心动图示心腔扩大或室壁活动异常和（或）核素心功能检查证实左心室收缩或舒张功能减弱。

4. 病原学依据

（1）在急性期从心内膜、心肌、心包或心包穿刺液中检测出病毒、病毒基因片段或病毒蛋白抗原。

（2）病毒抗体：第 2 份血清中同型病毒抗体（如柯萨奇 B 组病毒中和抗体或流行性感冒病毒血凝抑制抗体等）滴度较第 1 份血清升高 4 倍（2 份血清应相隔 2 周以上）或一次抗体效价＞640 者为阳性，＞320 者为可疑（如以1：32 为基础者则宜以＞256 为阳性，＞128 为可疑阳性，根据不同实验室标准作决定）。

（3）病毒特异性 IgM 以＞1：320 者为阳性（按各实验室诊断标准，需在严格质控条件下）。如同时有血中肠道病毒核酸阳性者更支持有近期病毒感染。

注：同时具有上述 1、2 ［（1）、（2）、（3）中任何一项］、3 中任何两项。在排除其他原因心肌疾病后临床上可诊断急性病毒性心肌炎。如具有 4 中的第（1）项者可从病原学上确诊急性病毒性心肌炎；如仅具有 4 中第（2）、（3）项者，在病原学上只能拟诊为急性病毒性心肌炎。

如患者有阿-斯综合征发作、充血性心力衰竭伴或不伴心肌梗死样心电图改变、心源性休克、急性肾衰竭、持续性 VT 伴低血压发作或心肌心包炎等在内的一项或多项表现，可诊断为重症病毒性心肌炎，如仅在病毒感染后 3 周内出现少数期前收缩或轻度 T 波改变，不宜轻易诊断为急性病毒性心肌炎。

对难以明确诊断者，可进行长期随访，有条件时可作心内膜心肌活检进行病毒基因检测及病理学检查。

在考虑病毒性心肌炎诊断时，应除外 β 受体功能亢进、甲状腺功能亢进症、二尖瓣脱垂综合征及影响心肌的其他疾患如风湿性心肌炎、中毒性心肌炎、冠心病、结缔组织病、代谢性疾病以及克山病（克山病地区）等。

【治疗方案及原则】

1. 病毒性心肌炎患者应卧床休息，进富含维生素及蛋白质的食物。

2. 心力衰竭时使用利尿剂、血管扩张剂、血管紧张素转换酶（ACE）抑制剂等。期前收缩频发或有快速心律失常者，采用抗心律失常药物。高度房室传导阻滞、快速室性心律失常或窦房结功能损害而出现晕厥或明显低血压时可考虑使用临时性心脏起搏器。

3. 目前不主张早期使用糖皮质激素，但对有房室传导阻滞、难治性心力衰竭、重症患者或考虑有自身免疫的情况下则可慎用。

4. 近年来采用黄芪、牛磺酸、辅酶 $Q_{10}$ 等中西医结合治疗病毒性心肌炎有抗病毒、调节免疫和改善心脏功能等作用，具一定疗效。

5. 干扰素也具抗病毒、调节免疫等作用，但价格昂贵，非常规用药。大多数患者经过适当治疗后能痊愈，但有心律失常尤其是各型期前收缩常持续较长时间，并易在感冒、劳累后期前收缩增多，也可以在 1 年后房室传导阻滞及各型期前收缩持续存在，如无不适不必用抗心律失常药物干预。

# 第十章 心包疾病

## 第一节 急性心包炎

【概述】

由细菌、病毒、自身免疫、物理、化学等因素引起的心包脏层和壁层的急性炎症即急性心包炎。它可以是单独的疾病，也可以是某种疾病表现的一部分或为其并发症。常见的病因有急性非特异性、感染性、自身免疫性、肿瘤、代谢疾病、物理性，以及邻近器官疾病累及等。急性心包炎病理上可以分为纤维蛋白性和渗出性两种，可累及心外膜下心肌称为心肌心包炎，也可累及心内膜、纵隔、横膈和胸膜。正常时心包中有 30 ~ 50ml 液体，起润滑作用，心包腔平均压力接近于零。心包中少量积液不致引起心包内压力升高，不影响血流动力学。但如积液迅速增多或大量心包积液使心包内压力急骤上升，可导致急性心脏压塞的临床表现。

【临床表现】

1. 心前区疼痛 位于心前区，与呼吸运动有关，常因咳嗽、深呼吸、变换体位而加重。急性非特异性心包炎及感染性心包炎疼痛较为明显，早期可闻及心包摩擦音。

2. 呼吸困难 程度取决于积液量以及增长速度。

3. 体循环静脉淤血 表现为颈静脉怒张、肝大、腹水及下肢水肿等，由于积液导致体循环回流障碍所致。

4. 急性循环衰竭 表现为心动过速、血压下降，脉压变小，休克等，为心脏压塞的表现。

5. 全身症状 如原发性疾病：结核、肿瘤等引起的低热、贫血、咳嗽、恶病质等。

6. 并发症 主要并发症有心律失常、肺部感染等。

【诊断要点】

1. 有或无上述症状出现。

2. 心包摩擦音，Ewart 征。

3. 早期除外 aVR 以及 $V_1$ 导联弥漫性的 ST 段弓背向下抬高。

4. 渗液性心包炎 X 线显示心影增大。

5. 超声心动图发现心包中液性暗区征象是心包积液诊断依据。

6. 心包穿刺、心包镜及心包活检有助于明确渗出性心包炎病因。

【治疗方案及原则】

治疗以针对原发病和对症处理为原则。若有心脏压塞者宜首先心包穿刺解除压塞。

1. 内科治疗　对症治疗：胸痛可以应用非甾体抗炎药；病因治疗（如：非类固醇抗炎药治疗非特异性心包炎；结核性心包炎抗结核药物治疗；化脓性心包炎抗生素治疗；风湿性心包炎应用抗风湿性药物等），治疗并发症（如治疗心律失常）。

2. 心包穿刺　用于缓解心脏压塞症状。

3. 外科治疗　心包切开：适用于化脓性心包炎抗生素效果不明显者排脓；心包切除术：适用于非特异性心包炎药物治疗无效者。

## 第二节　缩窄性心包炎

【概述】

心包纤维化和（或）钙化，壁层和脏层心包融合，包围心脏，使心脏舒张期充盈受限而产生一系列循环障碍的病征即缩窄性心包炎。可以继发于急性心包炎，由结核性、化脓性、急性非特异性、放射性心包炎等演变而来，多在急性心包炎数月至数年内形成。也可隐匿起病。在能肯定的病因中结核较为多见。

【临床表现】

1. 呼吸困难　为劳力性，主要与心搏量不能随需要增加所致。

2. 体循环静脉淤血　表现为颈静脉怒张、肝大、胸水、腹水及下肢水肿、食欲缺乏、上腹胀痛等，由于缩窄心包导致体循环回流障碍所致。

3. 全身症状　疲乏、眩晕为周围血供不足所致。

4. 并发症　主要并发症有心律失常、肺部感染、贫血、心源性恶病质、严重肝功能不全等。

【诊断要点】

1. 有或无上述症状出现。

2. 急性心包炎病史。

3. 心包叩击音、Kussmaul 征。

4. 心电图示 QRS 波群低电压，T 波倒置。

5. X 线显示可见心缘僵直、心包钙化。

6. 超声心动图、心脏 CT 或 MRI 发现心包增厚、室壁活动减弱、铠甲心。

7. 心包活检有助于明确缩窄性心包炎病因。

【治疗方案及原则】

控制原发病后，尽早期施行手术以避免发展到心源性恶病质、严重肝功能不全等恶性并发症，影响预后。

1. 内科治疗　目的是控制病情，以及早手术。如限盐、利尿、病因治疗（如结核性心包炎抗结核药物治疗）；治疗并发症（包括抗心律失常，纠正贫血等）。

2. 心包切除术　手术是缩窄性心包炎有效的治疗方法。通常在原发疾病控制后可进行手术。

# 第十一章 梅毒性心血管疾病

【概述】

梅毒性心血管病是指梅毒螺旋体侵入主动脉壁营养血管引起主动脉中层肌肉和弹性组织广泛片状坏死、纤维瘢痕形成，从而导致主动脉炎、主动脉瘤、冠状动脉口狭窄、主动脉瓣关闭不全和树胶样肿 5 种病变及相应的临床表现。梅毒螺旋体大多通过性接触而感染，约 30％未治愈的患者最终进展为心血管、神经和其他器官的晚期梅毒，而有 10％～12％梅毒患者可发生心血管梅毒病变。从开始感染梅毒螺旋体到发生心血管病变的潜伏期多为 5～25 年，少数患者可终生无症状，男女之比为 5：1。

【临床表现】

1. 单纯性梅毒性主动脉炎　多发生在升主动脉，亦可累及近端降主动脉。临床上一般无症状，部分患者可感到胸骨后不适和钝痛。由于主动脉扩大，叩诊时心脏上方浊音界增宽，主动脉瓣区第二心音增强，可闻及轻度收缩期杂音，但此种杂音的性质无特异性。X 线检查可见升主动脉增宽，线条状钙化影。

2. 梅毒性主动脉瓣关闭不全　为晚期梅毒表现，是梅毒性主动脉炎最常见的并发症（发生率约为 20％～30％）。轻者无症状，重者由于主动脉瓣大量反流，加之可能合并冠状动脉口狭窄，致冠状动脉血流减少而引起心绞痛。心绞痛程度可以与主动脉瓣反流程度不相称。持久的主动脉瓣反流引起左心室负荷加重，逐渐出现左心衰竭。一旦出现心力衰竭，病程在 1～3 年内较快进展，发生肺水肿及右心衰竭，半数死亡。

体征包括心尖搏动向左下方移位，叩诊心浊音界向左下扩大。听诊特点有：①胸骨右缘第 2 肋间闻及响亮、高调舒张期吹风样杂音；②杂音可响亮，音乐性或海鸥音样，伴舒张期震颤；③主动脉根部扩大，经瓣环喷射血流量大以及瓣环的钙化使患者虽无主动脉瓣狭窄但仍可出现响亮的收缩期喷射性杂音，以胸骨右缘第 2 肋间最明显，向颈部传导可伴震颤；杂音以收缩早期为主，同时可闻及动脉收缩早期喷射音；④常有 Austin-Flint 杂音，该杂音不伴收缩期前增强及第一心音亢进等；⑤严重反流可出现明显周围血管征，如脉压增大、水冲脉、枪击声、毛细血管搏动征、Duroziez 征、De Musset 征等。

110

X线检查示左心室显著增大，可呈靴形；有肺淤血、升主动脉扩大。心电图示左心室肥大、ST段压低及T波倒置。多普勒超声心动图除左心室腔径增大外，可探及主动脉瓣反流。

3. **梅毒性冠状动脉口狭窄** 是梅毒性主动脉炎第二个最常见的并发症（发生率为20％～26％）。病变可累及冠状动脉开口处，但限于离开口处1.5～2cm以内的组织。由于冠状动脉狭窄发展缓慢，常有侧支循环形成，故极少发生大面积的心肌坏死，仅有斑块状心肌纤维化。此症单独存在者颇少，多数合并有其他梅毒心血管病变如主动脉瓣关闭不全或主动脉瘤。患者主要临床表现为心绞痛，其出现年龄早于冠心病患者的好发年龄，常在夜间发作，持续时间较长，硝酸甘油缓解作用相对较差。如发生心肌梗死或心肌纤维化，则出现持续心力衰竭；如冠状动脉口完全闭塞，患者可以发生猝死。

4. **梅毒性主动脉瘤** 是梅毒性主动脉炎最少见的并发症。50％发生在升主动脉，其次是主动脉弓及降主动脉，腹主动脉很少受累。动脉瘤多为囊性，也可为梭形，多为单个，少数有多个。主动脉瘤并不引起心脏增大。

主动脉瘤的症状及体征取决于其位置、大小、对邻近结构的压迫以及是否发生破裂。①升主动脉瘤可在心前区触及搏动性肿块，压迫上腔静脉、右侧支气管和肺动脉，引起上腔静脉综合征、肺不张、收缩期杂音、呼吸困难等。压迫神经、肋骨或胸骨可出现胸痛。膨大的动脉瘤破入肺动脉可出现类似动脉导管未闭的连续性杂音，破入心包腔可发生急性心脏压塞症状与体征，破入胸腔可发生猝死。②主动脉弓动脉瘤可压迫食管、上腔静脉、交感神经丛、左喉返神经、膈神经及左侧支气管等引起相应症状，破裂入气管引起大量咯血和窒息致死。③主动脉窦动脉瘤凸入心脏内，可压迫附近组织造成右心室流出道狭窄、主动脉瓣关闭不全、房室传导阻滞或冠状动脉栓塞。瘤体破裂以右主动脉窦动脉瘤破入右心室最为多见。④降主动脉瘤早期可无症状或体征。大的动脉瘤可压迫食管、支气管可出现咳嗽、肋骨或胸椎引起吞咽困难、反复肺感染及剧烈胸痛，且在后胸壁可见到搏动。⑤腹主动脉瘤较少见。动脉瘤压迫脊柱或其他器官可出现持续性或阵发性上腹痛。查体在肿瘤部位可触及搏动并伴有细震颤。

胸部X线检查可发现局部主动脉膨出、搏动、线条状钙化及周围结构的压迫征等，但有时与其他原因引起的纵隔阴影鉴别困难，而主动脉造影可准确显示主动脉瘤。超声心动图可显示扩大的动脉瘤及瘤壁的钙化。

5. **梅毒性心肌树胶样肿** 累及心肌的树胶样肿极其罕见，可发生在心肌的任何部位，多见于左心室间隔部，可无自觉症状。如肿瘤位于希氏束或束支部位，心电图可表现为左束支传导阻滞；较大的心肌树胶样肿，可导致假性二尖瓣狭窄，出现相应症状与体征；弥漫性树胶样变可使心脏明显增大，最终发生顽固性心力衰竭。局部或弥漫性心肌树胶肿的诊断很困难，往往是在死后作出的。

**【诊断要点】**

根据临床表现，有冶游史或性病史，梅毒血清反应阳性，可作出诊断，若有典型临床表现，但血清反应阴性者，可作梅毒螺旋体抗体试验（螺旋体抑制活动试验、螺旋体荧光抗体吸附试验）。上述试验阳性而有心血管征象者，应高度疑为梅毒性心血管病。

**【诊疗方案及原则】**

1. 驱梅治疗

（1）单纯性梅毒性主动脉炎可给予青霉素 40 万～80 万 U/d，肌内注射，10～15 日；青霉素过敏者可用红霉素 2～3g/d，10～20 日为一疗程。

（2）梅毒性主动脉瓣关闭不全伴心绞痛或心力衰竭者，驱梅治疗前应先给予铋剂作准备。常用次水杨酸铋油剂 0.1～0.2g/次，肌内注射，每 4 日 1 次，8～10 次后再给予青霉素治疗，青霉素开始剂量宜小，首次 20 万 U 肌内注射，2～3 日无反应后再逐渐增加剂量，100 万 U/d，10 日一疗程。治疗过程应注意 Jarisch-Herxheimer 反应，如心绞痛加重，心电图 ST-T 明显恶化，则应减少剂量或暂停驱梅治疗。

2. 对症治疗　治疗心绞痛和心力衰竭。

3. 手术治疗　梅毒性主动脉瘤可行瘤体切除血管移植术；主动脉瓣关闭不全可行人造瓣膜置换术；冠状动脉口狭窄可行冠状动脉口内膜截除术或冠状动脉旁路手术。

# 第十二章 血管疾病

## 第一节 主动脉夹层

【概述】

主动脉夹层是指主动脉内膜撕裂，血液经裂口流入主动脉壁，使中层从外膜剥离。主动脉夹层死亡率很高。夹层发生于中层的肌层，可经外膜破裂或返向内膜。假腔可在主动脉的任何部位再进入主动脉真腔。夹层使主动脉的供血发生障碍，且引起主动脉瓣关闭不全。主动脉破裂入心包腔或左侧胸膜腔，可迅速导致死亡。主动脉夹层最常见的原因是高血压，其他包括遗传性结缔组织异常（特别是马方综合征和 Ehlers Danlos 综合征），先天性心血管异常如主动脉缩窄、动脉导管未闭、两叶主动脉瓣，动脉粥样硬化，创伤，以及肉芽肿性动脉炎。动脉插管和心血管手术可引起医源性夹层撕裂。DeBakey 分型：Ⅰ型起自主动脉近端，延伸到头臂血管以下；Ⅱ型起自同一点但限于升主动脉；Ⅲ型起自降主动脉在左锁骨下动脉开口以下。Stanford 分型应用更为广泛，升主动脉受累列为 A 型，降主动脉受累列为 B 型，对预后的判断更有意义。

【临床表现】

1. 疼痛　主要表现为为疼痛，发生突然且剧烈，呈撕裂样和游走性。多位于胸前区，但疼痛在肩胛间区亦多见，特别是降主动脉撕裂，当夹层沿主动脉伸展，疼痛常从原先撕裂的部位移行。位于升主动脉的病变疼痛可向前胸和颈部放射，位于降主动脉的病变可向后背部放射。

2. 双上肢血压差异。

3. 脉搏消失　2/3 患者主要的动脉搏动减弱或完全消失，搏动也可能时强时弱。

4. 心脏表现　近端夹层撕裂的患者 2/3 有主动脉关闭不全的杂音，也可能存在主动脉瓣关闭不全的周围血管体征。少数患者急性严重的主动脉瓣关闭不全导致心力衰竭。夹层裂入心包可致心脏压塞。

5. 终末器官缺血　有时夹层撕裂的症状与急性闭塞的动脉相关如脑卒中、

心肌梗死或小肠梗死、肢体缺血。

6. 神经系统表现 包括脑卒中和脊髓缺血引起的下肢轻瘫或截瘫，以及肢体动脉突然闭塞引起周围神经病变。

【诊断要点】

1. 剧烈胸痛（持续性）、高血压、突发主动脉瓣关闭不全、两侧脉搏不等。

2. X 线检查显示主动脉增宽，主动脉轮廓的局限性膨出。

3. 经胸或经食管心脏超声显示夹层分离处主动脉壁由正常的单条回声带变成两条分离的回声带。

4. 主动脉 CT 造影检查可迅速确诊。

5. MRI 直接显示主动脉夹层的真假腔，清楚显示内膜撕裂的位置和剥离的内膜片或血栓。

【治疗方案及原则】

一旦疑及或诊为本病，即应住院监护治疗。治疗的目的是减低心肌收缩力、减慢左心室心室容积变化速率（dv/dt）和外周动脉压。治疗目标是使收缩压控制在 100～120mmHg，心率 60～75 次/分。这样能有效地稳定或中止主动脉夹层的继续分离，使症状缓解、疼痛消失。

1. 内科治疗 控制疼痛；降低与控制血压；减慢心率；降低心肌收缩力。

2. 介入治疗 姑息性介入治疗目的是为夹层人工开出一个出口，减轻假腔内的压力，缓解血肿对血管的压迫：①血管内支架置入：置入受压迫的血管分支，使塌陷的血管开通；②内膜片造口术：适应于假腔明显扩大并影响远侧血液供应或假腔明显扩大、有破裂危险者。带膜支架置入封闭原发破裂口，其适应证为直径大于 5cm 或有并发症的急性期或慢性期 B 型主动脉夹层。

3. 外科治疗 目的是封闭内膜破口，阻止血流进入假腔。适应证为：①A 型夹层；②B 型夹层伴有以下情况时：夹层导致重要器官缺血、动脉破裂或将要破裂形成梭性动脉瘤以及夹层逆行延展累及升主动脉。

# 第二节 大 动 脉 炎

【概述】

大动脉炎是指主动脉及其主要分支的慢性进行性非特异的炎性疾病。病变位于主动脉弓及其分支最为多见，其次为降主动脉、腹主动脉、肾动脉。主动脉的二级分支，如肺动脉、冠状动脉也可受累。受累的血管可为全层动脉炎。

早期血管壁为淋巴细胞、浆细胞浸润，偶见多形核中性粒细胞及多核巨细胞。由于血管内膜增厚，导致管腔狭窄或闭塞，少数患者因炎症破坏动脉壁中层，弹力纤维及平滑肌纤维坏死，而致动脉扩张、假性动脉瘤或夹层动脉瘤。本病多发于年轻女性，30 岁以前发病约占 90%，40 岁以后较少发病，国外资料患病率 2.6/100 万。病因迄今尚不明确，一般认为可能由感染引起的免疫损伤所致。

【临床表现】

1. 全身症状 在局部症状或体征出现前数周，少数患者可有全身不适、易疲劳、发热、食欲缺乏、恶心、出汗、体重下降、肌痛、关节炎和结节红斑等症状。

2. 局部症状体征 按受累血管不同，有不同器官缺血的症状与体征，如头痛、头晕、晕厥、卒中、视力减退、四肢间歇性活动疲劳，臂动脉或股动脉搏动减弱或消失，颈部、锁骨上下区、上腹部、肾区出现血管杂音，两上肢收缩压差大于 10mmHg。

3. 临床分型 根据病变部位可分为 4 种类型：①头臂动脉型（主动脉弓综合征）：颈动脉和椎动脉狭窄和闭塞，可引起脑缺血，出现头昏、眩晕、头痛、记忆力减退、单侧或双侧视物有黑点，视力减退，视野缩小甚至失明，严重者可有反复晕厥、抽搐、失语、偏瘫或昏迷。上肢缺血可出现单侧或双侧上肢无力、发凉、酸痛、麻木甚至肌肉萎缩。颈动脉、桡动脉和肱动脉可出现搏动减弱或消失（无脉征），约半数于颈部或锁骨上部可听到Ⅱ级以上收缩期杂音。②胸腹主动脉型：由于缺血，下肢出现无力、酸痛、皮肤发凉和间歇性跛行等症状。肾动脉受累出现高血压，可有头痛、头晕、心慌。多伴有高血压，尤以舒张压升高明显，主要原因是肾动脉狭窄。部分患者脊柱两侧或胸骨旁可闻及收缩期血管杂音。③广泛型：具有上述两种类型的特征，多发性，病情较重。④肺动脉型：肺动脉受累者约占 50%，上述 3 型均可合并肺动脉受累，单纯肺动脉受累者罕见。肺动脉高压大多为一种晚期并发症，约占 1/4，多为轻度或中度。临床上出现心悸、气短较多，重者心力衰竭。

【诊断要点】

1. 临床诊断 典型临床表现者诊断并不困难。40 岁以下女性，具有下列表现一项以上者，应怀疑本病：①单侧或双侧肢体出现缺血症状，表现动脉搏动减弱或消失，血压降低或测不出；②脑缺血症状，表现为单侧或双侧颈动脉搏动减弱或消失，以及颈部血管杂音；③近期出现的高血压或顽固性高血压，伴有上腹部Ⅱ级以上血管杂音；④不明原因低热，伴脊柱两侧、胸骨旁、脐旁或肾区的血管杂音及脉搏异常；⑤无脉及眼底病变者。

2. 诊断标准 1990 年美国风湿病学会的诊断标准：①发病年龄≤40 岁出现症状或体征时年龄＜40 岁；②间歇性跛行：活动时一个或更多肢体出现乏力、不适或症状加重，尤以上肢明显；③一侧或双侧肱动脉搏动减弱；④双侧上肢收缩压差＞10mmHg；⑤一侧或双侧锁骨下动脉或腹主动脉闻及杂音；⑥动脉造影异常：主动脉一级分支或上下肢近端的大动脉狭窄或闭塞，病变常为局灶或节段性，且不是由动脉硬化、纤维肌发育不良或类似原因引起。符合上述 6 项中的 3 项者可诊断本病。

【治疗方案及原则】

1. 约 20％呈自限性 如无并发症可随访观察，发病早期有上呼吸道、肺部或其他脏器感染因素存在，应有效地控制感染；高度怀疑结核菌感染者，应同时抗结核治疗。

2. 肾上腺皮质激素 本病活动时主要的治疗药物，及时用药可有效改善症状、缓解病情。一般口服泼尼松每日 1mg/kg，早晨顿服或分次服用，维持 3～4 周后逐渐减量，每 10～15 天减总量的 5％～10％，剂量减至每日 5～10mg 时，应长期维持一段时间。如用常规剂量泼尼松无效，可改用其他剂型，危重者甚至可大剂量静脉冲击治疗。

3. 免疫抑制剂 单纯肾上腺皮质激素疗效欠佳、或为增加疗效和减少激素用量可用免疫抑制剂，最常用的药物为：环磷酰胺、硫唑嘌呤和甲氨蝶呤。危重患者环磷酰胺和硫唑嘌呤每日 2～3mg/kg，环磷酰胺可冲击治疗，每 4 周 0.5～1.0g/m$^2$。甲氨蝶呤 5～25mg/周。现多认为大动脉炎一经诊断，应积极早日开始免疫抑制剂与激素的联合治疗法。

4. 扩血管抗凝改善血循环 扩血管抗凝药物治疗可部分改善因血管狭窄较明显患者的临床症状，如地巴唑、妥拉唑林、阿司匹林、双嘧达莫等。对高血压患者应积极控制血压。

5. 经皮腔内血管成形术 目前已应用治疗肾动脉狭窄及腹主动脉、锁骨下动脉狭窄等，获得较好的疗效。

6. 外科手术治疗 手术目的主要是解决肾血管性高血压及脑缺血。适应证：①单侧或双侧颈动脉狭窄引起的脑部严重缺血或视力明显障碍者，可行主动脉及颈动脉血运重建、内膜血栓摘除术或颈部交感神经切除术；②胸或腹主动脉严重狭窄者，可行血运重建；③单侧或双侧肾动脉狭窄者，可行血运重建，患侧肾脏明显萎缩者可行肾切除术；④颈动脉窦反射亢进引起反复晕厥发作者，可行颈动脉体摘除术及颈动脉窦神经切除术；⑤冠状动脉狭窄可行冠状动脉搭桥术或支架置入术。

## 第三节 周围血管病

**【概述】**

动脉粥样硬化是四肢动脉疾病的主要原因，是全身动脉粥样硬化的一部分，肢体的大中动脉病变导致血管狭窄以致闭塞，表现为缺血性症状，多在60岁以后发病，男性明显多于女性。高血压、高脂血症、糖尿病及吸烟为本病的易患因素。从上下肢的情况来看，下肢动脉粥样硬化的发病率远超过上肢。从临床上已出现下肢缺血性症状的患者来看，狭窄病变位于主-髂动脉者占30%；病变侵犯股-腘动脉者为80%～90%；更远端的胫腓动脉受累者为40%～50%。肢体的缺血程度取决于病变侵犯的部位，形成狭窄的进程快慢，是否已有侧支循环形成等因素。

**【临床表现】**

1. 间歇性跛行　是最典型的症状，表现为肢体运动诱发肢体局部疼痛、紧束、麻木或肌肉无力感，肢体停止运动后症状即可缓解，重复相同负荷的运动则症状可重复出现，休息后缓解。临床最多见的是股-腘动脉狭窄所致的腓肠肌性间歇性跛行。

2. 静息痛　见于动脉严重狭窄以致闭塞，肢体在静息状态下也可出现疼痛。多见于夜间肢体处于平放状态时。

3. 动脉搏动减弱或消失。

4. 杂音　狭窄部位可闻及杂音，单纯收缩期杂音提示血管狭窄，连续性杂音表明狭窄远端舒张压低，侧支循环形成不良。

5. 肢体缺血的体征　肌肉萎缩，皮肤变薄、苍白、发亮，汗毛脱落，皮温降低，指甲变厚以及缺血性溃疡。

**【诊断要点】**

1. 间歇性跛行。

2. 动脉搏动减弱或消失。

3. 踝臂指数＜0.90。

4. 多普勒显示血流速率曲线进行性趋于平坦。

5. 动脉造影可发现动脉闭塞的确切部位及程度。

**【治疗方案及原则】**

1. 保守治疗　积极控制危险因素，如调整饮食，控制体重，治疗高血压、高脂血症、糖尿病及戒烟；静息痛的患者采用抬高床头的方法增加下肢血液灌注，减少疼痛发作；对有间歇性跛行的患者鼓励规律的步行锻炼，促进侧支循环形成。

2. 药物治疗 ①外周动脉疾病患者应服用他汀类药物使低密度脂蛋白胆固醇水平降至 100mg/dl 以下；②高血压患者应服用降压药物，β受体阻滞剂不是禁忌；③吸烟的患者应戒烟；④同型半胱氨酸水平大于 $14\mu mol/L$ 的患者补充叶酸和维生素 $B_{12}$ 的有效性没有得到证实；⑤有指征应用抗血小板药物；⑥推荐应用阿司匹林 $75\sim325mg$ 降低心肌梗死、卒中和血管性死亡的风险；⑦氯吡格雷（75mg/d）可替代阿司匹林抗血小板治疗；⑧没有心力衰竭的患者服用西洛他唑（100mg，2 次/日）有效；⑨所有间歇性跛行严重已影响日常活动的患者应考虑应用西洛他唑试验性治疗。

3. 血运重建治疗 仅适应于缺血症状急剧加重出现静息痛并有致残危险者的患者，或由于职业需要必须消除症状者，包括介入治疗和手术治疗：①介入治疗：包括经皮血管腔内成形术、激光血管成形术和支架置入；②手术治疗：即血管旁路移植术，手术的效果取决于狭窄的部位、范围和患者的一般情况。

# 第十三章 肺血管病

## 第一节 肺栓塞

肺栓塞是指不同性质的栓子堵塞了肺动脉系统所引起的肺循环障碍。临床上绝大多数的栓子为血栓性质的，尚有少部分栓子为非血栓性质，如：空气栓子、羊水栓子、脂肪栓子等。临床上肺栓塞可以分为以下几种类型：①急性肺源性心脏病型；②慢性栓塞性肺动脉高压型；③猝死型；④不明原因的呼吸困难型；⑤肺梗死型。

### 肺动脉血栓栓塞症

【概述】

堵塞肺动脉的栓子绝大多数为血栓性质，故称为肺动脉血栓栓塞症，也简称肺栓塞，是指全身静脉系统内的血栓游离后堵塞了肺动脉而引起肺循环障碍，其中90%以上的血栓来自于下肢深静脉和盆腔静脉丛。

按血栓堵塞肺动脉时间的不同又分为急性肺栓塞和慢性肺栓塞。急性肺栓塞由于血栓的大小不同，堵塞肺血管床的面积不同，轻者可以完全无症状，严重者可发生猝死，故临床表现呈多样化。

反复发生深静脉血栓堵塞肺动脉，且血栓被肺动脉壁所机化者称为慢性肺栓塞。慢性肺栓塞引起肺循环阻力增加，肺动脉压力升高。静息状态下肺动脉平均压升高超过25mmHg以上时又称为血栓栓塞性肺动脉高压。

血栓堵塞两支以上肺叶动脉的称为大面积肺栓塞；血栓堵塞两支以下肺叶动脉或一支以上肺段动脉的称为次大面积肺栓塞。

临床急重危肺栓塞患者的血栓来源几乎均是由深静脉血栓形成后游离所致，如髂总静脉、盆腔静脉、股静脉的血栓形成。

【临床表现】

1. 症状　80%以上的患者在短时间内突然发生呼吸困难、烦躁不安、多汗、心悸、胸痛，甚至出现晕厥，吸气时症状加重，大部分患者伴有恐惧感。肺栓塞的典型三联症表现为：呼吸困难、胸痛和咯血，但这样的患者临床上少见，不到 30%。

2. 体征 大部分患者呼吸次数在 20 次/分以上，口唇发绀，肺动脉瓣区听诊第二音增强或出现心音分裂，双肺野可闻及干性或湿性啰音，少部分患者为正常呼吸音。心率多在 100 次/分以上，可见各种心律失常，如：室上性心动过速、房性期前收缩或室性期前收缩、右束支传导阻滞等。部分患者出现下肢水肿，双下肢同一部位周径大于 1cm 则有临床意义。

10% 患者发生心脏骤停；10%～20% 患者呈心源性休克；30%～40% 呈急性肺心病表现；10%～15% 伴有咯血，临床分型为肺梗死。

肺栓塞的人群中有 2%～5% 迁延为慢性血栓栓塞性肺动脉高压。

【诊断要点】

1. 突然发生的不可解释的呼吸困难、呼吸频率增加；如同时发现深静脉血栓形成的证据，可提高诊断率。

2. 心电图 Ⅰ 导联出现 S 波加深，Ⅲ 导联出现 Q 波和 T 波倒置，$V_1$～$V_4$ 导联的 T 波改变和 ST 段异常具有早期诊断价值，特别是随着病程发展，上述心电图改变出现明显的动态演变时，更具诊断价值。

3. 动脉血气分析 常表现为低氧血症、低碳酸血症、肺泡-动脉血氧分压差增大。

4. 血浆 D-二聚体 (D-dimer) D-二聚体对急性肺栓塞有较大的排除诊断价值，若其含量低于 $500\mu g/L$，可基本除外肺栓塞。

5. 肺通气/灌注放射性核素扫描 典型征象是呈肺段分布的肺灌注缺损，并与通气显像不匹配。

6. 肺动脉造影 直接征象有肺血管内造影剂充盈缺损，伴或不伴轨道征的血流阻断；间接征象有肺动脉造影剂流动缓慢，局部低灌注。

7. 其他检查 螺旋 CT、磁共振、心脏超声等。

【治疗方案及原则】

1. 内科治疗

(1) 对高度疑诊或确诊肺栓塞的患者，应进行严密监护，监测呼吸、心率、血压、静脉压、心电图及血气的变化。

(2) 呼吸、循环支持治疗 对有低氧血症的患者采用经鼻导管或面罩吸氧，也可给予机械通气。

(3) 抗凝治疗 目前临床上应用的抗凝药物主要有普通肝素、低分子肝素和华法林。注意是否存在抗凝禁忌证。

(4) 溶栓治疗 主要适用于大面积或次大面积肺栓塞病例，即出现因栓塞所致休克和（或）低血压的病例。溶栓治疗宜高度个体化，溶栓的时间窗一般为 14 天以内，常用的溶栓药物有尿激酶（UK）、链激酶（SK）和重组组织型纤溶酶原激活剂（r-tPA）。

（5）治疗并发症（如心律失常、休克、右心衰竭）。

2. 介入治疗　如有抗凝、溶栓治疗禁忌证，可采用介入治疗。经静脉导管碎解和抽吸血栓，于下腔静脉安装滤器，防止下肢深静脉血栓再次脱落阻塞肺动脉。

3. 外科治疗　肺动脉近端血栓机化的慢性肺栓塞可采用血栓内膜剥脱手术治疗。

## 非血栓性的肺动脉栓塞症

### 一、肿瘤栓塞

肿瘤栓塞是指肿瘤细胞堵塞了肺动脉而导致的肺循环障碍。

【诊断】

胸部 X 片与肺动脉血栓栓塞症相同。动脉血气分析也多呈低二氧化碳血症伴有低氧血症，心电图呈右心负荷加重，右心室肥大。

肿瘤栓塞常发生于直径 2mm 以下的肺动脉血管，因此，肺放射性核素扫描即便为阴性也不能排除肿瘤栓塞。

【治疗】

治疗原发性疾病。影响血流动力学时可采用肿瘤栓子摘除术。

### 二、细菌栓塞

细菌栓塞是指被感染的末梢静脉和（或）右心室内的血栓游离后流入肺动脉，最终引起肺梗死。

【诊断】

1. 常见的症状有畏寒、胸痛、咳嗽。临床上可见血痰，与血栓栓塞不同，症状不能自然缓解。

2. 几乎均有高热，可闻及胸膜摩擦音，全身检查多可发现感染性血栓的起源部位。

3. 血常规：白细胞计数多见增加；胸部 X 片通常早期可发现异常，两肺野有数毫米到数厘米大小的结节样阴影，数日后胸部 X 片可发现新的结节，陈旧性结节扩大，形成脓溃疡，呈楔状或空洞样阴影。

4. 血培养多为阳性。

5. 肺放射性核素扫描的诊断价值不大。肺动脉造影检查不宜在感染状态下进行。

【治疗】

药物治疗无效时，应考虑手术治疗。

盆腔内血栓性静脉炎除应用抗生素外，同时应用肝素治疗有效。

### 三、羊水栓塞

羊水栓塞是指胎盘边缘受到损伤，羊水漏出通过胎盘窦流入静脉系统，最终堵塞肺毛细血管床而导致的肺循环障碍。

【诊断】

1. 临床表现为呼吸困难、休克和出血，在分娩后 24 小时之内发生。

2. 呼吸频率加快，低血压，心率加快，肺部有湿性啰音，数小时内出现肺水肿。

3. 血常规：白细胞数明显升高，核左移，出血患者可发生弥漫性血管内凝血。胸部 X 片可见肺泡浸润状阴影。心电图呈右心负荷表现。动脉血气分析呈现重度低氧血症。肺放射性核素扫描诊断价值不大，肺动脉造影的诊断价值尚无定论。

4. 迄今为止除肺活检外尚无确定诊断羊水栓塞的方法。从产妇痰液中可发现胎儿扁平上皮细胞，或通过导管介入方式取材，确认栓子中的胎儿扁平上皮细胞。

5. 围生期突然发生的不伴有胸痛的低血压、肺水肿、出血症状，应首先疑诊羊水栓塞。

【治疗】

立即取出胎儿和去除羊水，如出现低血压、急性呼吸窘迫综合征、弥漫性血管内凝血时采用对症治疗，羊水栓塞预后不良，死亡率极高。

### 四、空气栓塞

空气一旦进入静脉系统，最终堵塞肺动脉，导致肺血管挛缩和内皮细胞损伤，血浆从肺泡和毛细血管漏出，形成间质性肺水肿。

【诊断】

静脉内一旦注入空气，患者即可发生呼吸困难，呼吸频率增加，血压降低，心率加快，出现室性或室上性心律失常。早期呼吸音正常，数分钟后，可闻及肺部湿啰音，继而闻及弥漫性喘鸣音。

动脉血气分析呈重度低氧血症和轻度二氧化碳升高，心电图呈右心负荷过重的表现，胸部 X 片早期正常，可见肺动脉扩张。

【治疗】

防止空气继续进入静脉系统，左侧卧位使空气从右心室流出道向右心室心尖部和下腔静脉移动。平卧时胸前按压可能有效破坏大的气栓。通过中心静脉导管可从右心室吸引空气。

### 五、脂肪栓塞

脂肪栓塞是指单纯脂肪导致的肺动脉堵塞，出现弥漫性肺炎和毛细血管出血、肺泡和肺间质水肿。

【诊断】

几乎均有发热，1/3～2/3 患者在腋下、颈部皮肤和黏膜可见有点状出血，1/3 以上患者出现视网膜白斑和黄斑水肿，双肺可闻及弥漫性湿性啰音。

动脉血气分析呈现低氧血症伴低二氧化碳血症，低氧血症先于胸部 X 片异常出现。发病 24 小时以内，80％的患者胸部 X 片异常，肺间质或肺泡炎症表现，胸水少见，心电图多呈右心负荷表现。10％的患者出现血红蛋白降低，白细胞轻度升高或正常，大部分患者血小板计数降低。

【治疗】

对症治疗。

## 第二节　肺动脉高压

【概述】

肺动脉高压是指肺动脉压力异常升高的状态，在海平面状态下，安静状态时肺动脉平均压＞25mmHg，运动状态下肺动脉平均压＞30mmHg。肺动脉高压的分类历史上经历 3 次修订，最近一次为 2003 年 WHO 制定的威尼斯分类，将肺动脉高压分为 5 类：

1. 肺动脉高压　包括特发性肺动脉高压、家族性肺动脉高压、相关因素所致等（胶原性血管病、门静脉高压、药物）。

2. 与左心疾病相关的肺动脉高压　主要累及左心房和左心室的心脏疾病、二尖瓣和主动脉瓣疾病等。

3. 与呼吸系统疾病或低氧血症相关的肺动脉高压　慢性阻塞性肺疾病、间质性肺疾病、慢性高原病等。

4. 慢性血栓和（或）栓塞性肺动脉高压。

5. 混合性肺动脉高压　见于组织细胞增多症、淋巴结肿大/肿瘤等。

引起肺动脉高压的疾病累及肺血管后，肺动脉管壁逐渐肥厚发生血管重构，管腔狭窄，肺动脉阻力增加。在早期，肺血管阻力虽然增加，但心搏出量仍可维持正常的机体需要，临床上患者无自觉症状；随着肺动脉阻力继续增加，运动时心搏出量增加不足，氧供需失衡，运动中患者可出现临床症状，如：胸闷、呼吸困难、胸痛等；当肺动脉阻力进一步升高，安静状态下心搏出量也可以明显降低，低心搏出量引起组织末梢缺氧，进而发生右心功能不全。右心衰竭是所有类型肺动脉高压患者致残、致死的共同唯一途径，而肺动脉高压也是右心衰竭的最主要原因。

【临床表现】

1. 症状　肺动脉高压早期常无明显自觉症状，有时虽然肺动脉高压已引起右心室肥厚及慢性肺源性心脏病，但症状并不一定显著。随着病情发展逐渐出现劳力性呼吸困难，乏力，心悸，胸痛，晕厥，少数重症患者口唇发绀。下肢水肿，特别是在足端和小腿部位，也可见颜面水肿、腹水。咯血是晚期症状，因重度肺动脉高压可使肺动脉末梢血管破裂。声音嘶哑表明扩张的肺动脉压迫了喉返神经。

2. 体征　颈静脉怒张，肝脏肿大，叩击右季肋部可有肝区疼痛，腹水，双下肢凹陷性水肿。胸骨左缘第 2～3 肋间可触及由下向上的肺动脉搏动感，手掌置于胸骨下 1/3，可触及右心室抬举性搏动，肺动脉瓣区第 Ⅱ 音亢进、分裂。如在肺动脉瓣听诊区闻及舒张期隆隆样反流性杂音（Graham-steell 杂音），表明肺动脉收缩压明显升高，多数超过 80mmHg。三尖瓣听诊区闻及收缩期杂音提示三尖瓣反流，表明肺动脉收缩压超过 30mmHg。

【诊断要点】

1. 详细把握病史，以便提供病因诊断线索。

2. 临床症状及体征　右心衰竭表现为颈静脉怒张，肝脏肿大，腹水，下肢凹陷性水肿等。肺动脉瓣区第 Ⅱ 音亢进、分裂，三尖瓣区闻及收缩期吹风样杂音，肺动脉瓣听诊区闻及 Graham-steell 杂音。

3. X 线胸片　肺动脉段明显突出，肺门阴影扩张。

4. 心电图　电轴右偏，P 波高尖，呈肺型 P 波，Ⅱ、Ⅲ、aVF 或 $V_1 \sim V_4$ 导联 T 波倒置，ST 段降低，右心室肥厚及劳损，完全性或不完全性右束支阻滞。

5. 多普勒心脏超声　右心房、右心室扩张并肥厚，心包积液，右心室压力升高，通过多普勒测定三尖瓣关闭不全的反流流速，可推断肺动脉收缩压的大小，右心导管测定肺动脉压力与多普勒测定压力的相关系数为 0.8，多普勒超声可以判定疾病的轻重程度。

6. 右心导管测定肺动脉压力，胸部 MDCT、胸部 MRI，肺通气/灌注放射性核素扫描。

【治疗】

1. 治疗原发疾病。

2. 内科治疗

（1）基础治疗：吸氧、强心、利尿等积极改善心功能及对症治疗。

（2）钙离子通道阻滞剂：仅适用于血管扩张性试验阳性患者，不宜滥用。如：氨氯地平、非洛地平等，剂量往往较常规用量要偏大。

（3）前列环素吸入（伊洛前列素）；磷酸二酯酶-5 选择性抑制剂（西地那非）；内皮素受体阻滞剂（波生坦）。波生坦改善肺动脉高压的能力不如依前列醇，且亦有一些不良反应，如 30％的患者可出现肝脏毒性、贫血等。

3. 外科治疗

（1）肺动脉高压由反复发作的肺动脉血栓栓塞引起者，可采用抗凝、下肢静脉滤网置入、肺动脉血栓切除、血栓内膜剥脱术等治疗方法。

（2）肺移植。

4. 其他治疗　基因治疗正在研究，这有赖于对肺动脉高压致病基因的识别、筛选和调控。